中成药临床应用指南

糖尿病分册

中国标准化协会中医药标准化分会
中华中医药学会糖尿病分会　**组织编写**
中国中医科学院中医药标准研究中心

主　编　仝小林

中国中医药出版社
·北　京·

图书在版编目（CIP）数据

中成药临床应用指南 . 糖尿病分册 / 仝小林主编 . —北京：中国中医药
出版社，2018.7

ISBN 978 - 7 - 5132 - 4274 - 5

Ⅰ . ①中…　Ⅱ . ①仝…　Ⅲ . ①糖尿病—中成药 —临床应用—指南

Ⅳ . ① R286-62

中国版本图书馆 CIP 数据核字（2017）第 129659 号

中国中医药出版社出版

北京市朝阳区北三环东路 28 号易亨大厦 16 层

邮政编码　100013

传真　010-64405750

保定市西城胶印有限公司印刷

各地新华书店经销

开本 787×1092　1/16　印张 8.75　字数 194 千字

2018 年 7 月第 1 版　2018 年 7 月第 1 次印刷

书号　ISBN 978 - 7 - 5132 - 4274 - 5

定价　35.00 元

网址　www.cptcm.com

社 长 热 线　010-64405720

购 书 热 线　010-89535836

维 权 打 假　010-64405753

微信服务号　zgzyycbs

微商城网址　https：//kdt.im/LIdUGr

官 方 微 博　http：//e.weibo.com/cptcm

天猫旗舰店网址　https：//zgzyycbs.tmall.com

如有印装质量问题请与本社出版部联系（010-64405510）

《中成药临床应用指南》

专家指导委员会

主 任 委 员　王永炎　晁恩祥　黄璐琦

副主任委员　仝小林

委　　　员（按姓氏拼音排序）

晁恩祥	杜惠兰	高　颖	韩学杰	何立群
侯　炜	胡元会	花宝金	黄璐琦	姜　泉
姜良铎	金　明	赖克方	李国辉	李新立
廖秦平	林江涛	刘　平	刘清泉	吕爱平
罗颂平	马　融	裴晓华	阮　岩	商洪才
史录文	孙树椿	唐启盛	唐旭东	田振国
仝小林	王承德	王贵强	王国辰	王融冰
王燕平	王拥军	王永炎	王玉光	肖鲁伟
严道南	杨叔禹	杨志波	曾宪涛	翟所迪
张洪春	张华敏	张伶俐	张声生	张世臣
张幸国	张允岭	张占军	郑　波	

《中成药临床应用指南·糖尿病分册》

编 委 会

主　编　仝小林　中国中医科学院广安门医院

副主编　连凤梅　中国中医科学院广安门医院

　　　　于晓彤　中国中医科学院广安门医院

　　　　王　涵　广州中医药大学深圳医院（福田）

编　委　（按姓氏拼音排序）

　　　　高泽正　中国中医科学院广安门医院

　　　　顾成娟　广州中医药大学深圳医院（福田）

　　　　何莉莎　中国中医科学院广安门医院

　　　　何昕徽　中国中医科学院广安门医院

　　　　李　敏　中国中医科学院广安门医院

　　　　李青伟　中国中医科学院广安门医院

　　　　林轶群　中国中医科学院广安门医院

　　　　刘　晟　中国中医科学院广安门医院

　　　　刘文科　中国中医科学院广安门医院

　　　　刘彦汶　中国中医科学院广安门医院

　　　　逄　冰　中国中医科学院广安门医院

　　　　宋　军　中国中医科学院广安门医院

　　　　田佳星　中国中医科学院广安门医院

　　　　武梦依　中国中医科学院广安门医院

　　　　赵林华　中国中医科学院广安门医院

　　　　赵学敏　中国中医科学院广安门医院

　　　　郑玉娇　中国中医科学院广安门医院

序　言

　　糖尿病这一慢性疾病已经成为我国以及全球重大的公共卫生问题，根据国际糖尿病联盟（IDF）公布的最新数据，2017年全球糖尿病在20～79岁成人中的患病率为8.8%，而中国作为糖尿病大国，截至2017年，共有1.14亿人患糖尿病，4860万人糖耐量异常，其患病人数仍高居世界首位，预计到2045年中国的糖尿病患病人数将达到1.2亿左右。糖尿病给国家财政及个人带来了沉重的经济负担，2017年我国糖尿病相关的卫生支出高达1100亿国际元，位列世界第二位。糖尿病的防治已成为国民健康与经济发展的迫切需求。

　　糖尿病的防治包括预防糖尿病的发生、预防糖尿病并发症的发生及延缓已发生的糖尿病并发症的进展、降低致残率和病死率，并改善患者的生存质量。大量的循证证据表明，中医药在糖尿病的防治中能够发挥替代、补充、增效、减毒作用，与西药相较具有一定的优势，中成药作为中医药的重要组成部分，在临床治疗方案中有着独特的价值和地位。

　　然而目前，市面上糖尿病类中成药种类繁多，存在着定位不清、辨证不清等诸多问题，这不仅影响中成药疗效的发挥，而且存在较大的安全隐患。为此，中国中医药出版社组织中国标准化协会中医药标准化分会、中华中医药学会糖尿病分会、中国中医科学院中医药标准研究中心等学术机构，邀请国内权威专家，编写《中成药临床应用指南·糖尿病分册》一书，通过循证、专家共识等科学的方法，遴选出糖尿病前期、糖尿病及并发症、合并症的常用中成药，旨在帮助中西医师，尤其是西医师及基层、乡村医生掌握使用中成药，促进临床合理用药，保障用药安全。这是一项特别有意义的工作，本书对指导中成药在糖尿病诊疗活动中的应用水平，加强中成药临床应用管理，促进糖尿病临床诊疗水平的提升，具有重要的参考价值。

在本书即将付梓之际，谨向全体编著者表示感谢，希望大家携手共进，为提高我国糖尿病整体防治水平共同努力！

仝小林

2018 年 3 月 16 日

前　言

  中成药是在中医药理论指导下，遵循君、臣、佐、使配伍原则，以中药材为原料，按照规定的处方、生产工艺和质量标准生产的制剂。中成药是临床主要治疗手段之一，具有易于保存、服用方便和便于携带等特点，临床应用非常广泛，中西医师都在使用，且患者自己也可以在药店购买药品。

  在这种状况下，中成药的安全问题就显得非常突出，存在药不对证、辨病不辨证、用药不规范、疗程不合理和服用方法不正确等诸多问题，其既不符合中医理论，也不能起到治疗效果，甚至引起不良反应。近年来，中成药不良反应的报道日渐增多，究其原因，除了中药材等方面的因素外，不少是因滥用、误用引起的，其中以用药不对证尤为突出。规避不良反应的关键就是严格掌握适应证、正确的用法用量、合理的疗程以及避免不必要的合并用药。更为重要的是，中成药的临床应用必须遵循中医辨证施治的原则。只有将中医药理论与中成药选用紧密结合，正确选用中成药，才能收到应有的治疗效果。

  近年来，以习总书记为首的党中央对中医药工作给予高度重视。十三五规划为中医药发展制定了宏伟蓝图，《中华人民共和国中医药法》的公布和实施，又对中医药事业的发展给予了法律保障。我们响应党和国家关于继承和弘扬中医药，保障和促进中医药事业发展的号召，由国家中医药管理局医政司指导，中国标准化协会中医药标准化分会、中国中医药学会糖尿病分会和中国中医科学院中医标准研究中心组织编写了《中成药临床应用指南·糖尿病分册》一书，旨在彰显中成药价值，促进临床安全合理使用中成药，对保护人民健康做出贡献。

本书编写以"病"（西医疾病）为纲，以"药"（中成药）为目，全书主体部分主要介绍糖尿病前期、糖尿病及糖尿病并发症、合并症共 10 个优势病种。每个病种使用西医病名，对其定义、流行病学、病因病理、临床表现、诊断、治疗、预后等进行详细阐述，其中治疗一项总括了同一疾病不同证型的辨证要点、治法、中成药，然后对每个具体证型进行详细描述，重点阐述不同病种中成药使用的异同，以及同一病种不同证型中成药选用的区别。附录部分分为三篇：第一篇为糖尿病中成药的概述；第二篇为糖尿病中成药的临床使用原则；第三篇为各论，主要针对糖尿病前期、糖尿病及糖尿病并发症、合并症共 10 个优势病种进行论述，包括中成药辨病论治、辨证论治以及注意事项等内容。全书内容翔实，具有科学性、实用性及可操作性。使临床医生看得懂，学得会，用得上。

由于时间仓促，不足之处在所难免，希望读者提出宝贵意见，我们也会根据研究进展和学术进步不断修订完善。

编者

2018 年 1 月 1 日

目　录

第一章　糖尿病前期

1　范围

本《指南》规定了糖尿病前期的诊断、辨证和中成药治疗。

本《指南》适用于糖尿病前期的诊断、辨证和中成药治疗。

2　术语和定义

下列术语和定义适用于本《指南》。

糖尿病前期是指由血糖调节正常发展为糖调节受损（impaired glucose regulation，IGR），血糖升高但尚未达到糖尿病诊断标准。包括空腹血糖受损（impaired fasting glucose，IFG）、糖耐量受损（impaired glucose tolerance，IGT），二者可单独或合并出现。糖尿病前期属于中医学"脾瘅"等范畴。

3　流行病学

国际糖尿病联盟（IDF）2017 年 12 月最新公布的第八版糖尿病地图指出，在 20 ～ 79 岁的成年人中，全球有 3.52 亿（7.3%）IGT 人群，预计到 2045 年，这一数字将上升到 5.87 亿（8.3%）。统计数据显示，中国的 IGT 人群有 4860 万，预计到 2045 年，这一数字也将上升至 5990 万。

4　病因病理

4.1　中医病因病机

禀赋异常，过食肥甘厚味，饮食不消，则聚湿变浊生痰。《素问·奇病论》有云："有病口甘者……此五气之溢也，名曰脾瘅……此肥美之所发也，此人必数食甘美而多肥也。肥者令人内热，甘者令人中满。故其气上溢，转为消渴。"另外，久坐少动脾胃呆滞，纳运迟滞，也可变生痰浊，而情志失调则为重要的诱发因素。

糖尿病前期病位在五脏，以脾（胃）、肝为主，涉及心、肺、肾。按照病程的发展过程可归纳为：先为食气，继之痰浊，最后化热（虚热、实热）。整个过程均以实证为主，可兼虚（气虚、阴虚）、兼瘀（痰瘀、浊瘀），痰浊化热与否决定血糖是否升高。

4.2　西医病因病理

糖尿病前期多以胰岛素抵抗为主。胰岛素抵抗一般是指对胰岛素代谢效应的抵抗，其中包括胰岛素对内源性葡萄糖产生的抑制性效应、胰岛素对外周组织（主要是骨骼肌）葡萄糖摄取和糖原合成的刺激性效应，以及胰岛素对脂肪组织脂肪分解的抑制性效应。长期高血糖（糖毒性）、游离脂肪酸升高（脂毒性）均可引发胰岛素抵抗。在肥胖（尤其是中心性肥胖）、氧化应激等状态下产生的细胞因子，如 TNF-α、IL-6、RBP-4 等对胰岛素信号途径起到了阻碍作用。

5 临床表现

5.1 症状

糖尿病前期一般临床症状不典型，可表现为口干欲饮、食欲亢盛、腹部增大、腹胀、倦怠乏力等，多数患者在健康体检或因其他疾病检查时发现，口服葡萄糖耐量试验（oral glucose tolerance test，OGTT）确诊为糖尿病前期。

5.2 体征

糖尿病前期多形体肥胖或超重，可表现为腰臀围比和体质指数异常升高，其他体征不明显。

6 诊断

6.1 空腹血糖受损

空腹静脉血浆血糖 ≥ 5.6mmol/L（100mg/dL）且 < 7.0mmol/L（126mg/dL）；及口服葡萄糖耐量试验（OGTT）负荷后 2 小时静脉血浆血糖 < 7.8mmol/L（140mg/dL）。

6.2 糖耐量受损

口服葡萄糖耐量试验（OGTT）负荷后 2 小时静脉血浆血糖 ≥ 7.8mmol/L（140mg/dL），且 < 11.1mmol/L（200mg/dL），且空腹静脉血浆血糖 < 7.0mmol/L（126mg/dL）。

6.3 空腹血糖受损 + 糖耐量受损

空腹静脉血浆血糖 ≥ 5.6mmol/L（100mg/dL）且 < 7.0mmol/L（126mg/dL）；及口服葡萄糖耐量试验（OGTT）负荷后 2 小时静脉血浆血糖 ≥ 7.8mmol/L（140mg/dL），且 < 11.1mmol/L（200mg/dL）。

7 鉴别诊断

女性需与多囊卵巢综合征（polycystic ovarian syndrome，PCOS）相鉴别，PCOS 表现为不同程度的月经异常（稀发、量少、闭经、功能失调性子宫出血）及不孕、多毛、痤疮、肥胖等，检查见卵巢多囊性改变、高雄激素血症和黄体生成素（luteotropic hormone，LH）/ 促卵泡激素（Follicle-stimulating Hormone，FSH）比值增高，常伴有胰岛素抵抗或高胰岛素血症、血糖升高和高脂血症。

8 治疗

8.1 西医治疗原则

以降低 2 型糖尿病的危险因素，预防 2 型糖尿病的发生为治疗目标。

8.1.1 强化生活方式干预

如中国大庆研究推荐增加蔬菜摄入量、减少酒精和单糖的摄入量，鼓励超重（BMI > 25kg/m²）或肥胖（BMI > 28kg/m²）患者减轻体重，增加日常活动量，每天进行至少 20 分钟的中等强度活动。

8.1.2 药物干预

口服降糖药二甲双胍、α - 糖苷酶抑制剂、噻唑烷二酮类（Thiazolidinediones，TZDs）、二甲双胍与 TZDs 联合，以及减肥药如奥利司他等药物治疗可降低糖尿病前期人群发生糖尿病的风险。此外，血管紧张素转换酶抑制剂（angiotensin converting enzyme inhibitor，ACEI）和血管紧张素 II 受体拮抗剂（angiotensin II receptor blocker，ARB）类降压药在有效控制血压的同时，亦已被证实可显著降低新发糖尿病的风险。然而鉴于目前我国的经济发展水平尚为初级阶段且存在显著的地区不平衡，加之与预防糖尿病相关的卫生保健体制尚不健全。因此暂不推荐使用药物干预的手段预防糖尿病。

8.2 中成药用药方案

8.2.1 基本原则

糖尿病前期的人群首先考虑强化生活方式干预预防 2 型糖尿病的发生，若血糖持续不降再考虑小剂量的药物干预，建议选用无糖颗粒剂、胶囊剂、浓缩丸或片剂，切忌盲目使用。

8.2.2 分证论治（表 1-1）

表 1-1 糖尿病前期分证论治

证型	辨证要点	治法	中成药
脾胃壅滞证	腹型肥胖，脘腹胀满，嗳气、矢气频频，得嗳气、矢气后胀满缓解，大便量多，舌质淡红，舌体胖大，苔白厚，脉弦滑	行气导滞	越鞠丸
气阴两虚证	形体偏瘦，倦怠乏力，口干口渴，夜间为甚，五心烦热，自汗，盗汗，气短懒言，心悸，失眠	益气养阴	天芪降糖胶囊、降糖丸、参芪降糖颗粒（胶囊、片）
气阴两虚兼瘀证	疲乏无力，口干多饮，肢体麻木，舌暗底瘀，脉弦细	益气养阴，活血通络	糖脉康胶囊（颗粒、片）
阴虚热盛证	口干苦，舌红少津，苔薄白干或少苔，脉虚细数	养阴清热	养阴降糖片、金芪降糖胶囊
肾阴亏虚证	小便频数，浑浊如膏，腰膝酸软，眩晕耳鸣，五心烦热，低热颧红，口干咽燥，多梦遗精，舌红少苔，脉细数	滋阴补肾	六味地黄胶囊（丸、颗粒）

以下内容为上表内容的详解，重点强调同病同证情况下不同中成药选用区别。

8.2.2.1 脾胃壅滞证

【辨证要点】腹型肥胖，胸腹部痞、满、胀、闷，嗳气、矢气频频，得嗳气、矢气后痞满胀闷缓解，脉弦滑。

【症状】形体肥胖，尤以腹型肥胖为主，脘腹胀满或胸脘痞闷，嗳气、矢气频频，得嗳气、矢气后胀满缓解，舌质淡红，舌体胖大，苔白厚，脉弦滑。

【治法】行气导滞。

【中成药】越鞠丸（表 1-2）。

表 1-2　糖尿病前期脾胃壅滞证可选用的中成药

药品名称	药物组成	功能主治	用量用法	注意事项
越鞠丸	香附（醋制）、川芎、栀子（炒）、苍术（炒）、六神曲（炒）	理气解郁，宽中除满。用于胸脘痞闷，腹中胀满，饮食停滞，嗳气吞酸	口服。一次6～9g，一日2次	1. 服药期间忌气怒，宜进食易消化之食物 2. 孕妇慎用

8.2.2.2　气阴两虚证

【辨证要点】形体偏瘦，倦怠乏力，口干夜甚，五心烦热，自汗盗汗，气短懒言，舌淡苔少，脉细弱。

【症状】形体偏瘦，倦怠乏力，口干口渴，夜间为甚，五心烦热，自汗盗汗，气短懒言，心悸，失眠，舌淡苔少，脉细弱。

【治法】益气养阴。

【中成药】天芪降糖胶囊、降糖丸、参芪降糖颗粒（胶囊、片）（表1-3）。

表 1-3　糖尿病前期气阴两虚证可选用的中成药

药品名称	药物组成	功能主治	用量用法	注意事项
天芪降糖胶囊	黄芪、天花粉、女贞子、石斛、人参、地骨皮、黄连（酒蒸）、山茱萸、墨旱莲、五倍子	益气养阴、清热生津。用于2型糖尿病气阴两虚证，症见倦怠乏力，口渴喜饮，五心烦热，自汗，盗汗，气短懒言，心悸失眠	口服。一次5粒，一日3次，8周为一疗程，或遵医嘱	定期复查血糖
降糖丸	红参、黄芪、黄精、茯苓、白术、葛根、五味子、黄连、大黄、甘草	益气养阴，生津止渴。用于糖尿病	口服。一次10g，一日2～3次	尚不明确
参芪降糖颗粒（胶囊、片）	人参（茎叶）皂甙、五味子、黄芪、山药、地黄、覆盆子、麦冬、茯苓、天花粉、泽泻、枸杞子	益气养阴，滋脾补肾。主治消渴症，用于2型糖尿病	口服。颗粒：一次1g，一日3次，1个月为一疗程。效果不显著或治疗前症状较重者，每次用量可达3g，一日3次	有实热证者禁用，待实热证退后可服用

续表

药品名称	药物组成	功能主治	用量用法	注意事项
			胶囊：一次3粒，一日3次，1个月为一疗程。治疗前症状较重者，每次用量可达8粒，一日3次 片：一次3片，一日3次，1个月为一个疗程，效果不显著或治疗前症状较重者，每次用量可达8片，一日3次	

8.2.2.3 气阴两虚兼瘀证

【辨证要点】形体消瘦，倦怠乏力，口干夜甚，五心烦热，自汗盗汗，气短懒言，肢体麻木或刺痛，舌淡或少苔，脉细弱或沉涩。

【症状】形体偏瘦，倦怠乏力，口干口渴，夜间为甚，五心烦热，自汗盗汗，气短懒言，心悸，失眠，肢体麻木或刺痛，便秘，舌红少津或舌淡体胖或舌暗有瘀斑，苔薄少或花剥，底络瘀，脉细弱或沉涩。

【治法】益气养阴，活血通络。

【中成药】糖脉康胶囊（颗粒、片）（表1-4）。

表1-4 糖尿病前期气阴两虚兼瘀证可选用的中成药

药品名称	药物组成	功能主治	用量用法	注意事项
糖脉康胶囊（颗粒、片）	黄芪、地黄、赤芍、丹参、牛膝、麦冬、葛根、桑叶、黄连、黄精、淫羊藿	养阴清热，活血化瘀，益气固肾。用于糖尿病气阴两虚兼血瘀所致的倦怠乏力、气短懒言、自汗、盗汗、五心烦热、口渴喜饮、胸中闷痛、肢体麻木或刺痛、便秘、舌质红少津、舌体胖大、苔薄或花剥，或舌暗有瘀斑、脉弦细或细数，或沉涩等症及2型糖尿病并发症见上述证候者	口服。胶囊：一次6粒，一日3次 颗粒：一次1袋，一日3次 片：一次5片，一日3次	孕妇慎服或遵医嘱

8.2.2.4　阴虚热盛证

【辨证要点】形体消瘦，口干，舌红少津，苔薄白干或少苔，脉虚细数。

【症状】形体消瘦，烦热口渴，多食易饥，五心烦热，盗汗，大便干，舌红少津，苔薄干或少苔，脉虚细数。

【治法】养阴清热。

【中成药】养阴降糖片、金芪降糖胶囊（表1-5）。

表1-5　糖尿病前期阴虚热盛证可选用的中成药

药品名称	药物组成	功能主治	用量用法	注意事项
养阴降糖片	黄芪、党参、葛根、枸杞子、玄参、玉竹、地黄、知母、牡丹皮、川芎、虎杖、五味子	养阴益气，清热活血。用于气阴不足、内热消渴，症见烦热口渴、多食多饮、倦怠乏力；2型糖尿病见上述证候者	口服。规格1：每片0.33g/0.36g，一次8片，一日3次；规格2：每片0.72g，一次4片，一日3次	服药期间必须配合饮食调节
金芪降糖片	黄连、黄芪、金银花	清热益气。用于消渴病气虚内热证，症见口渴喜饮、易饥多食、气短乏力。轻、中型2型糖尿病见上述证候者	饭前半小时服用。一次2～3片，一日3次，疗程3个月或遵医嘱	尚不明确

8.2.2.5　肾阴亏虚证

【辨证要点】小便频数，腰膝酸软，五心烦热，低热颧红，口干咽燥，舌红少苔，脉沉细数。

【症状】小便频数，浑浊如膏，腰膝酸软，眩晕耳鸣，五心烦热，低热颧红，口干咽燥，多梦遗精，舌红少苔，脉沉细数。

【治法】滋阴补肾。

【中成药】六味地黄胶囊（丸、颗粒）（表1-6）。

表1-6　糖尿病前期肾阴亏虚证可选用的中成药

药品名称	药物组成	功能主治	用量用法	注意事项
六味地黄胶囊（丸、颗粒）	熟地黄、山药、山茱萸、茯苓、泽泻、牡丹皮	滋阴补肾。用于糖尿病前期肾阴虚证所致的腰膝酸软、头晕耳鸣、耳鸣耳聋、牙齿松动、脉沉细数	口服。胶囊：规格1每粒0.3g，一次1粒，一日2次。规格2每粒0.5g，一次2粒，一日2次。丸：①水丸一次5g，一日2次；②小蜜丸一次9g，一日2次；③水蜜丸一次6g，一日2次；④大蜜丸一次1丸，一日2次。颗粒：开水冲服，一次1袋，一日3次	孕妇慎服或遵医嘱

9　预后

糖尿病前期经及时诊断、生活方式干预及适当的治疗，预后较好。

参考文献

1. 仝小林. 糖尿病中医防治标准（草案）. 北京：科学出版社，2014：7

2. 潘长玉. Joslin 糖尿病学. 14 版. 北京：人民卫生出版社，2007：149-150，344

3. 许曼音. 糖尿病学. 2 版. 上海：上海科学技术出版社，2010：93-96

4. 中华医学会内分泌学分会. 中国成人 2 型糖尿病预防的专家共识. 中华内分泌代谢杂志，2014，30（4）：277-283

5. 中华医学会糖尿病学分会. 中国 2 型糖尿病防治指南（2013 年版）. 中国糖尿病杂志，2014，22（8）：2-42

6. Li G，Zhang P，Wang J，Gregg EW，et al.The long-term effect of lifestyle interventions to prevent diabetes in the China Da Qing Diabetes Prevention Study：a 20-year follow-up study. Lancet，2008，371（9626）：1783-9

7. 安良毅，韦海涛，张相珍，等. 越鞠丸口服用于糖尿病前期患者"治未病"的临床研究. 中国中医基础医学杂志，2015（4）：429-431

8. Lian F，Li G，Chen X，et al.Chinese Herbal Medicine Tianqi Reduces Progression From Impaired Glucose Tolerance to Diabetes：A Double-Blind，Randomized，Placebo-Controlled，Multicenter Trial.J Clin Endocrinol Metab，2014，99（2）：648-655

9. 何冰. 降糖丸治疗糖尿病前期（气阴两虚型）的临床疗效观察. 云南中医学院，2015

10. 陈超. 参芪降糖胶囊对糖耐量减低患者血糖及血脂水平的干预作用. 现代中西医结合杂志，2005，14（13）：1681-1683

11. 张春香，左文标，王实. 糖脉康对老年糖耐量减退的干预性研究. 徐州医学院学报，2007，27（4）：250-253

12. 杨丽华，吕维斌. 养阴降糖片干预糖尿病前期患者 60 例临床观察. 云南中医中药杂志，2014，35（7）：49-50

13. 成金汉. 六味地黄丸与干预生活方式治疗糖耐量异常随机平行对照研究. 实用中医内科杂志，2014，28（11）：31-34

14. 王辉，梁晓平，于晓明，等. 六味地黄丸对 IGT 的干预观察，辽宁中医杂志，2002，29（12）：758-759

第二章 糖尿病

1 范围

本《指南》规定了糖尿病的诊断、辨证和中成药治疗。

本《指南》适用于糖尿病的诊断、辨证和中成药治疗。

2 术语和定义

下列术语和定义适用于本《指南》。

糖尿病（diabetes mellitus，DM）是由于胰岛素分泌绝对或相对不足（胰岛素分泌缺陷），以及机体靶组织或靶器官对胰岛素敏感性降低（胰岛素作用缺陷）引起的以血糖水平升高，可伴有血脂异常等为特征的代谢性疾病。糖尿病属于中医学"脾瘅""消渴"等范畴。

3 流行病学

随着社会的发展，经济水平和科学科技的进步，人口的老龄化和生活方式的改变，糖尿病的发病率逐年升高。2017 年 12 月国际糖尿病联盟（International Diabetes Federation，IDF）最新公布的第八版糖尿病地图指出，在 20 ～ 79 岁的成年人中，全球有 4.25 亿糖尿病患者，400 万人死于糖尿病，且还有 3.52 亿人处在糖耐量递减期，有很大风险进展为糖尿病。预计到 2045 年，全球糖尿病患者人数将达到 6.29 亿。而中国作为糖尿病大国，有 1.14 亿成年人患糖尿病，其患病数高居世界首位。

4 病因病理

4.1 中医病因病机

4.1.1 发病因素

禀赋异常、五脏柔弱、素体阴虚、过食肥甘、情志失调、久坐少动、运动量减少等为 DM 发生的原因。禀赋异常为内因，饮食情志为外因，内外因相合而致 DM。

4.1.1.1 饮食因素：过食肥甘厚味及饮食结构或质量改变为主要病因。《内经》云："饮食自倍，肠胃乃伤""肥者令人内热，甘者令人中满。"多食肥甘，滞胃碍脾，中焦壅滞，升降受阻，运化失司，聚湿变浊生痰，日久化热伤津，导致 DM。

4.1.1.2 久坐少动：久坐少动，活动减少，脾气呆滞，运化失常；脾气既耗，胃气亦伤，脾胃虚弱；脾不散精，精微物质不归正化，则为湿为痰、为浊为膏，日久化热，导致 DM。

4.1.1.3 情志失调：情志失调，肝失疏泄，则中焦气机郁滞，形成肝脾气滞、肝胃气滞；脾胃运化失常，饮食壅而生热，滞而生痰，变生 DM。

4.1.2 病机及演变规律

DM 为食、郁、痰、湿、热、瘀交织为患。其病机演变基本按郁、热、虚、损四个阶段发展。发病初期以六郁为主，病位多在肝，在脾（胃）；继则郁久化热，以肝热、胃热为主，亦可兼肺热、肠热；燥热既久，壮火食气，燥热伤阴，阴损及阳，终至气血阴阳俱虚；脏腑受损，病邪入络，络损脉损，变证百出。

4.1.3 病位、病性

DM 病位在五脏，以脾（胃）、肝、肾为主，涉及心肺；阴虚或气虚为本，痰浊血瘀为标，多虚实夹杂。初期为情志失调，痰浊化热伤阴，以标实为主；继之为气阴两虚，最后阴阳两虚，兼夹痰浊瘀血，以本虚为主。阴虚血脉运行涩滞、气虚鼓动无力、痰浊阻滞、血脉不利等都可形成瘀血，痰浊是瘀血形成的病理基础，且二者相互影响，瘀血贯穿 DM 始终，是并发症发生和发展的病理基础；痰浊瘀血又可损伤脏腑，耗伤气血，使病变错综复杂。

4.2 西医病因病理

1 型糖尿病（type 1 diabetes mellitus，T1DM）的病因与遗传因素、环境因素以及自身免疫因素均有关系。人类白细胞抗原（human leukocyte antigen，HLA）基因位于染色体 6p21，目前认为是 T1DM 的主效基因，另有至少 16 个基因位点与 T1DM 的发生有关，它们分别定位于不同染色体上。体液免疫和细胞免疫参与 T1DM 的病理过程，导致免疫性胰岛炎和选择性胰岛 β 细胞损伤。病毒如腮腺炎病毒、柯萨奇 B4 病毒、风疹病毒，化学物质如四氧嘧啶、链佐星，食物蛋白如牛奶蛋白均可激发自身免疫性胰岛损伤，而自身免疫性 β 细胞凋亡可引起 T1DM。

2 型糖尿病（type 2 diabetes mellitus，T2DM）是一种遗传和环境因素共同作用的复杂性疾病。参与 T2DM 发病的基因较多，如 TCF7L2、PPAR-γ、KCNJ11，不同患者致病易感基因的种类不同，而各易感基因分别作用于糖代谢的不同环节。肥胖、不合理膳食、体力活动不足、儿童低体重、GLP-1 不足均可诱发 T2DM。胰岛素抵抗是 T2DM 的核心环节，包括胰岛素的敏感性下降和反应性下降，表现为胰岛素受体前抵抗、胰岛素受体缺陷以及胰岛素受体后缺陷。而遗传因素、高糖 - 高脂 - 胰淀粉样多肽毒性、GLP-1 缺乏可引起 β 细胞受损，表现为胰岛素分泌不足、分泌缺陷、分泌脉冲紊乱以及胰岛素原分泌增多。

5 临床表现

典型的 DM 具有多饮、多食、多尿及体重下降；在 T2DM 中约 50% 的患者无症状，80% DM 患者以皮肤或外阴瘙痒、皮肤化脓性感染、视物模糊等为首发症状。

5.1 症状

5.1.1 主要症状：多饮，多尿，烦渴，渴喜冷饮；小便频数量多，有泡沫，或有甜味。多食易饥食欲亢进，易饥饿，进食量多，倍于常人。

5.1.2 其他症状：体力不支、倦怠乏力、心烦易怒、失眠多梦、健忘、腰膝酸软等，女子带下量多，月经不调。

5.2 体征

糖尿病初期无明显体征，当出现并发症时，可伴有相应体征，如糖尿病神经病变早期腱反射亢进，后期可消失。

6 诊断

按照 1999 年 WHO 专家咨询委员会对 DM 的定义、分类与诊断标准。

6.1　DM 症状（多尿、多饮及不能解释的体重下降），并且随机（餐后任何时间）血浆葡萄糖（venous plasma glucose，VPG）≥ 11.1mmol/L（200mg/dL）；或

6.2　空腹（禁热量摄入至少 8 小时）血浆葡萄糖（FPG）水平 ≥ 7.0mmol/L（126mg/dL）；或

6.3　口服葡萄糖（75g 脱水葡萄糖）耐量试验（OGTT）中 2 小时的血浆葡萄糖（2 hours plas ma glucose，2hPG）水平 ≥ 11.1mmol/L（200mg/dL）。

注：在无引起急性代谢失代偿的高血糖情况下，应在另一日重复上述指标中任何一项，以确定 DM 的诊断，不推荐做第三次 OGTT 测定。

7　鉴别诊断

7.1　非葡萄糖尿

乳糖尿见于哺乳妇女或孕妇及婴儿，果糖及戊糖尿见于进食大量水果后，为罕见的先天性疾患。

7.2　非 DM 性葡萄糖尿

当过度饥饿后，一次进食大量糖类食物，可产生饥饿性糖尿；少数正常人在摄食大量糖类食物，或因吸收过快，可出现暂时性滋养性糖尿；胃切除或甲亢可出现暂时性糖尿及低血糖症状。肾炎、肾病等可因肾小管再吸收功能障碍而发生肾性糖尿。怀孕后期或哺乳期妇女由于乳腺产生过多乳糖，且随尿排出产生乳糖尿。脑出血、大量上消化道出血、脑瘤、窒息等，有时血糖呈暂时性过高伴尿糖为应激性糖尿。尿酸、维生素 C、葡萄糖醛酸等具有还原性物质或异烟肼、青霉素、强心苷、噻嗪类利尿剂等随尿排泄的药物使尿糖出现假阳性。

7.3　甲状腺功能亢进症

表现为多食、易饥、口干口渴、怕热多汗、急躁易怒等高代谢状态，血甲状腺激素水平升高，但眼球突出、颈前生长瘿肿则与糖尿病有别，且无糖尿病的多饮、多尿、尿甜等症。

8　治疗

8.1　西医治疗原则

所有 DM 患者都应首先进行医学营养治疗和运动治疗。

8.1.1　1 型糖尿病

推荐所有 T1DM 患者尽早使用强化胰岛素治疗方案，其胰岛素剂量设定及调整应高度个体化，并尽量避免胰岛素治疗过程中发生的低血糖。其他治疗方法包括胰腺和胰岛移植、干细胞治疗以及口服降糖药的联合使用等。胰岛移植主要适用于胰岛功能完全丧失的脆性糖尿病，常与肾联合移植。干细胞治疗糖尿病尚处于临床应用前的研究和观察阶段。不推荐口服降糖药常规用于 T1DM 的治疗。

8.1.2　2 型糖尿病高血糖治疗简易路径（图 2-1）

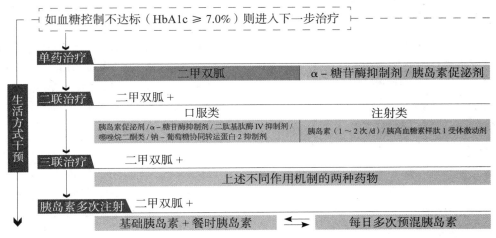

图 2-1　2 型糖尿病高血糖治疗简易路径

8.2　中成药用药方案

8.2.1　基本原则

8.2.1.1　中成药主要应用于 2 型糖尿病（非胰岛素依赖型糖尿病）的治疗，并根据具体情况进行辨证论治。

8.2.1.2　长期服药的患者要定期复查血糖、肝肾功能，发现血糖不降者，应合并或使用其他疗法。

8.2.1.3　注意中西复方制剂。如消渴丸、消糖灵胶囊、十味降糖颗粒、糖维胶囊，均含有西药成分格列本脲，格列本脲属于胰岛素促泌剂，降糖作用较强，应关注适应证和禁忌证，以及可能的低血糖反应，尤其是在联合西药使用时。

8.2.2　分证论治（表 2-1）

表 2-1　糖尿病分证论治

证型	辨证要点	治法	中成药
气阴两虚证	消瘦，疲乏无力，易汗出，口干，心悸失眠，舌红，苔薄白，脉虚细	益气养阴	降糖甲片、津力达颗粒、渴乐宁胶囊、十味消渴胶囊（参芪消渴胶囊）、糖尿乐胶囊、消渴丸、天芪降糖胶囊、参芪降糖颗粒（胶囊、片）、消渴降糖胶囊、益津降糖胶囊（颗粒、口服液）、玉盘消渴片、抗饥消渴片、玉液消渴冲剂、降糖宁胶囊、振源胶囊、葛芪胶囊、枸杞消渴胶囊、麦芪降糖丸、七味糖脉舒胶囊、十味降糖颗粒、益气生津降糖胶囊、益阴消渴胶囊、山药参芪丸、玉泉胶囊

证型	辨证要点	治法	中成药
阴虚热盛证	消瘦，口干口苦，心悸失眠，舌红少津，苔薄白干或少苔，脉虚细数	益气养阴清热	消渴灵片、消渴平片、金芪降糖片、参精止渴丸、养阴降糖片、十味玉泉胶囊、消渴安胶囊、消渴康颗粒、消糖灵片、珍芪降糖胶囊、生津消渴胶囊、清胃消渴胶囊、金鳝消渴颗粒、露水草胶囊、沙梅消渴胶囊、玉兰降糖胶囊
血瘀络阻证	疲乏无力，口干多饮，肢体麻木，舌暗底瘀，脉弦细	活血通络	芪蛭降糖胶囊、糖脉康胶囊（颗粒、片）、桑枝颗粒、糖维胶囊、消渴通脉口服液、地骨降糖胶囊、通脉降糖胶囊、降糖通脉胶囊、愈三消胶囊
湿热困脾证	疲乏无力，口干多饮，头重体胖，呕恶痰涎，舌体胖大，苔白腻，脉滑	燥湿化痰，益气养阴	五黄养阴颗粒
肾阴亏虚证	小便频数，浑浊如膏，腰膝酸软，眩晕耳鸣，五心烦热，低热颧红，口干咽燥，多梦遗精，舌红少苔，脉细数	滋阴补肾	六味地黄胶囊（丸、颗粒）、麦味地黄片（口服液、丸）、降糖舒片（胶囊）、甘露消渴胶囊、糖尿灵片、糖乐胶囊
阴阳两虚证	小便频数，夜尿增多，浑浊如脂如膏，甚至饮一溲一，五心烦热，口干咽燥，神疲，耳轮干枯，面色黧黑；腰膝酸软无力，畏寒肢凉，四肢欠温，阳痿，下肢浮肿，甚则全身皆肿，舌质淡，苔白而干，脉沉细无力	滋阴补阳	桂附地黄胶囊（丸）、七味消渴胶囊、龟鹿二胶丸、八味肾气丸

以下内容为上表内容的详解,重点强调同病同证情况下不同中成药选用区别。

8.2.2.1 气阴两虚证

【辨证要点】消瘦,疲乏无力,易汗出,口干,心悸失眠,舌红,苔薄白,脉虚细。

【症状】口干口渴,乏力,多汗,体重减轻,心慌心悸,失眠,小便无力,大便干结,舌红,苔薄白,脉虚细等。

【治法】益气养阴。

【中成药】降糖甲片、津力达颗粒、渴乐宁胶囊、十味消渴胶囊(参芪消渴胶囊)、糖尿乐胶囊、消渴丸、天芪降糖胶囊、参芪降糖颗粒(胶囊、片)、消渴降糖胶囊、益津降糖胶囊(颗粒、口服液)、玉盘消渴片、抗饥消渴片、玉液消渴冲剂、降糖宁胶囊、振源胶囊、葛芪胶囊、枸杞消渴胶囊、麦芪降糖丸、七味糖脉舒胶囊、十味降糖颗粒、益气生津降糖胶囊、益阴消渴胶囊、山药参芪丸、玉泉胶囊(表2-2)。

表2-2 糖尿病气阴两虚证可选用的中成药

药品名称	药物组成	功能主治	用量用法	注意事项
降糖甲片	黄芪、酒黄精、地黄、太子参、天花粉	补中益气,养阴生津。用于气阴两虚型消渴症(非胰岛素依赖型糖尿病)	口服。一次6片,一日3次	尚不明确
津力达颗粒	人参、黄精、麸炒苍术、苦参、麦冬、地黄、制何首乌、山茱萸、茯苓、佩兰、黄连、知母、炙淫羊藿、丹参、粉葛、荔枝核、地骨皮	益气养阴,健脾运津。用于2型糖尿病气阴两虚证,症见口渴多饮,消谷易饥,尿多,形体渐瘦,倦怠乏力,自汗盗汗,五心烦热,便秘等	开水冲服。一次1袋,一日3次。8周为一疗程,或遵医嘱。对已经使用西药患者,可合并使用本品,并根据血糖情况,酌情调整西药用量	1.忌食肥甘厚味、油腻食物 2.孕妇慎用
渴乐宁胶囊	黄芪、黄精(酒炙)、地黄、太子参、天花粉	益气养阴,生津止渴。用于气阴两虚所致的消渴病,症见口渴多饮、五心烦热、乏力多汗、心慌气短;2型糖尿病见上述证候者	口服。一次4粒,一日3次,3个月为一个疗程	尚不明确

续表

药品名称	药物组成	功能主治	用量用法	注意事项
十味消渴胶囊（参芪消渴胶囊）	天花粉、乌梅肉、枇杷叶、麦冬、五味子、瓜蒌、人参、黄芪、粉葛、檀香	益气养阴，生津止渴。用于消渴病气阴两虚证，症见口渴喜饮、自汗盗汗、倦怠乏力、五心烦热，2型糖尿病见上述证候者	口服。一次6粒，一日3次	有实热证者禁用，待实热证退后可服用
糖尿乐胶囊	天花粉、黄芪、地黄、知母、茯苓、五味子、山药、红参、枸杞子、天冬、山茱萸、葛根、炒鸡内金	益气养阴，生津止渴。用于气阴两虚所致的消渴病，症见多食、多饮、多尿、消瘦、四肢无力	口服。一次3～4粒，一日3次	忌含糖食物、烟酒
消渴丸	葛根、黄芪、玉米须、山药、地黄、天花粉、南五味子、格列本脲	滋肾养阴，益气生津。用于气阴两虚所致的消渴病，症见多饮、多尿、多食、消瘦、体倦乏力、眠差、腰痛，2型糖尿病见上述证候者	口服。一次5～10丸，一日2～3次。饭前用温开水送服。或遵医嘱	本品含格列本脲，严格按处方药使用，并注意监测血糖
天芪降糖胶囊	黄芪、天花粉、女贞子、石斛、人参、地骨皮、黄连（酒蒸）、山茱萸、墨旱莲、五倍子	益气养阴，清热生津。用于2型糖尿病气阴两虚证，症见倦怠乏力，口渴喜饮，五心烦热，自汗、盗汗，气短懒言，心悸失眠	口服。一次5粒，一日3次，8周为一个疗程，或遵医嘱	1.偶见胃脘不适；孕妇禁服2.定期复查血糖
参芪降糖颗粒（胶囊、片）	人参（茎叶）皂苷、五味子、黄芪、山药、地黄、覆盆子、麦冬、茯苓、天花粉、泽泻、枸杞子	益气养阴，滋脾补肾。主治消渴病，用于2型糖尿病	口服。颗粒：一次1g，一日3次，1个月为一个疗程，效果不显著或治疗前症状较重者，每次用量可达3g，一日3次	有实热证者禁用，待实热证退后可服用

续表

药品名称	药物组成	功能主治	用量用法	注意事项
			胶囊：一次3粒，一日3次，1个月为一个疗程，效果不显著或治疗前症状较重者，每次用量可达8粒，一日3次 片：一次3片，一日3次，1个月为一个疗程，效果不显著或治疗前症状较重者，每次用量可达8片，一日3次	
消渴降糖胶囊	蔗鸡、黄精（制）、甜叶菊、桑葚、山药、天花粉、红参	清热生津、益气养阴。用于糖尿病	口服。一次6粒，一日3次	尚不明确
益津降糖胶囊（颗粒、口服液）	人参、白术、茯苓、仙人掌、甘草	健脾益气，生津止渴。用于气阴两虚型消渴病，症见乏力自汗，口渴喜饮，多尿，多食善饥，舌苔花剥、少津，脉细少力及2型糖尿病见上述证候者	口服。胶囊：一次5粒，一日3～4次。饭前或晚上睡前服用，或遵医嘱 颗粒：一次5g，一日3～4次。饭前或晚上睡前服用，或遵医嘱 口服液：一次20mL，一日3～4次。饭前或晚上睡前服用，或遵医嘱	1.轻微胃肠道刺激，偶见恶心等胃部不适，有胃肠疾患者慎用 2.孕妇慎用
玉盘消渴片	玉米须、葵花盘	养阴益气，生津止渴。用于气阴两虚所致的消渴，症见倦怠乏力，自汗盗汗，气短懒言，口渴喜饮，五心烦热，尿赤便秘；2型糖尿病见上述证候者	口服。一次4片，一日3次，饭前30分钟服用，4周为一疗程；或遵医嘱	注意定期复查血糖

续表

药品名称	药物组成	功能主治	用量用法	注意事项
抗饥消渴片	红参、麦冬、五味子、熟地黄、地黄、玉竹、枸杞子、黄连、黄柏	养阴益气，润燥生津，生津止渴。用于非胰岛素依赖型糖尿病，对慢性萎缩性胃炎，胃阴虚者也有一定作用	口服。一次12片，一日3次，或遵医嘱	脾虚胃滞者慎用
玉液消渴冲剂	黄芪、葛根、山药、知母、天花粉、鸡内金、五味子、太子参	益气滋阴。用于糖尿病消渴乏力，口渴多饮，多尿症	口服。一次1袋，一日3次	尚不明确
降糖宁胶囊	人参、山药、生石膏、知母、黄芪、天花粉、茯苓、麦冬、地黄、地骨皮、玉米须、山茱萸、甘草	益气，养阴，生津。用于糖尿病属气阴两虚者	口服。一次4～6粒，一日3次	尚不明确
振源胶囊	人参果总皂苷	滋补强壮，安神益智，增强免疫功能，调节内分泌和植物神经功能紊乱，增强心肌收缩力，提高心脏功能，保肝和抗肿瘤等作用。主要用于治疗冠心病，更年期综合征，久病体弱，神经衰弱，隐性糖尿病，亦可用于慢性肝炎和肿瘤的辅助治疗	口服。一次25～50mg，一日3次	忌与五灵脂、藜芦同服
葛芪胶囊	葛根、夜关门、金荞麦、黄芪、杜仲、淫羊藿、地黄、玄参、天花粉、人参	益气养阴，生津止渴。用于气阴两虚所致消渴病，症见倦怠乏力，气短懒言，烦热多汗，口渴喜饮，小便清长，耳鸣腰酸，以及2型糖尿病见以上症状者	口服。一次2～3粒，一日3次	定期复查血糖

药品名称	药物组成	功能主治	用量用法	注意事项
枸杞消渴胶囊	鲜沙棘、鲜枸杞子、地骨皮、山楂、山药、麦芽、黄芪	益气养阴，生津止渴。用于气阴两虚所致消渴，2型糖尿病见上述证候者	口服。一次3粒，一日3次	定期复查血糖
麦芪降糖丸	党参、白茅根、地黄、麦冬、天花粉、牡丹皮、五味子、女贞子、黄芪	益气养阴，生津除烦，用于糖尿病气阴两虚证	口服。一次6g，一日4次	定期复查血糖
七味糖脉舒胶囊	黄芪、芹菜子、芫荽、五味子、地黄、红参、蜂胶	补气滋阴，生津止渴。用于气阴不足所致的消渴，症见口渴消瘦，疲乏无力；2型糖尿病见上述证候者	口服。一次2～3粒，一日3次	在医生的指导下配合化学降糖药使用
十味降糖颗粒	人参、黄芪、地骨皮、葛根、知母、山药、天花粉、五味子、鸡内金、糊精、格列本脲	益气养阴，生津止渴。用于非胰岛素依赖型糖尿病中气阴两虚证者，表现为倦怠乏力，自汗盗汗，气短懒言，口渴喜饮，五心烦热，心悸失眠，溲赤便秘，舌红少津，舌体胖大，苔薄或花剥，脉弦细或细数	温开水冲服，一次6g，一日3次	1.个别患者可见低血糖反应 2.本品含西药成分格列本脲，如合并使用其他化学药物应在医生指导下使用 3.定期复查血糖 4.肝、肾功能不全者慎用 5.妊娠妇女、糖尿性昏迷患难患者禁用
益气生津降糖胶囊	人参须、天冬、五味子、地黄、茯苓、枸杞子、黄芪、土茯苓、玄参、红花、山药、柏子仁、北沙参、覆盆子、香附、天花粉	润肺清胃，滋肾，益气生津。用于气阴两虚糖病尿的辅助治疗	口服。一次6～8粒，一日3～4次；或遵医嘱	定期复查血糖

药品名称	药物组成	功能主治	用量用法	注意事项
益阴消渴胶囊	野苦瓜、葛根、荔枝核、山药	傣医：补塔喃别菲，兵优汪，优响，多约多温。中医：益气养阴，清热生津。用于气阴不足所致的消渴，以及2型糖尿病见上述证候者	口服。一次2～3粒，一日3次；或遵医嘱	定期复查血糖
山药参芪丸	广山药、西洋参、黄芪、天花粉、玉竹、地黄、北沙参、知母、山茱萸、麦冬、芒果叶、红花、丹参、荔枝核、番石榴叶、鸡内金、薄荷脑	益气养阴、生津止渴。用于消渴病，症见口干、多饮，精神不振，乏力属气阴两虚者	口服。一次30丸，一日3次	定期复查血糖
玉泉胶囊	天花粉、葛根、麦冬、人参、茯苓、乌梅、黄芪、甘草、地黄、五味子。辅料为糊精	养阴益气，生津止渴，清热除烦。主治气阴不足，口渴多饮，消食善饥；糖尿病属上述证候者	口服。1次5粒，一日4次。每粒装0.5g	

8.2.2.2　阴虚热盛证

【辨证要点】消瘦，口干口苦，心悸失眠，舌红少津，苔薄白干或少苔，脉虚细数。

【症状】体重减轻，口干口渴，口苦少津，五心烦热，心烦心悸，失眠健忘，舌红少津，苔薄白干或少苔，脉虚细数。

【治法】益气养阴清热。

【中成药】消渴灵片、消渴平片、金芪降糖片、参精止渴丸、养阴降糖片、十味玉泉胶囊、消渴安胶囊、消渴康颗粒、消糖灵片、珍芪降糖胶囊、生津消渴胶囊、清胃消渴胶囊、金鳝消渴颗粒、露水草胶囊、沙梅消渴胶囊、玉兰降糖胶囊（表2-3）。

表 2-3 糖尿病阴虚热盛证可选用的中成药

药品名称	药物组成	功能主治	用量用法	注意事项
消渴灵片	地黄、麦冬、黄芪、茯苓、五味子、牡丹皮、黄连、红参、天花粉、石膏、枸杞子	益气养阴，清热泻火，生津止渴。用于气阴两虚所致的消渴病，症见多饮、多食、多尿、消瘦、气短乏力；2型轻型、中型糖尿病见上述证候者	口服。一次8片，一日3次	孕妇忌服，忌食辛辣
消渴平片	人参、黄连、天花粉、天冬、黄芪、丹参、枸杞子、沙苑子、葛根、知母、五倍子、五味子	益气养阴，清热泻火。用于阴虚燥热，气阴两虚所致的消渴病，症见口渴喜饮、多食、多尿、消瘦、气短、乏力、手足心热；2型糖尿病见上述证候者	口服。一次6~8片；一日3次，或遵医嘱	孕妇慎用
金芪降糖片	黄连、黄芪、金银花	清热益气。用于消渴病气虚内热证，症见口渴喜饮，易饥多食，气短乏力。轻、中型2型糖尿病见上述证候者	饭前半小时服用。一次2~3片，一日3次，疗程3个月或遵医嘱	1.有严重冠心病和心肌供血不足病史者使用时应密切观察 2.服药期间忌食肥甘、辛辣之品，控制饮食，注意合理的饮食结构；忌烟酒 3.用药期间，请注意监测血糖

续表

药品名称	药物组成	功能主治	用量用法	注意事项
参精止渴丸	红参、黄芪、黄精、茯苓、白术、葛根、五味子、黄连、大黄、甘草	益气养阴，生津止渴。用于气阴两亏、内热津伤所致的消渴，症见少气乏力、口干多饮、易饥、形体消瘦；2型糖尿病见上述证候者	口服。一次10g，一日2～3次	尚不明确
养阴降糖片	黄芪、党参、葛根、枸杞子、玄参、玉竹、地黄、知母、牡丹皮、川芎、虎杖、五味子	养阴益气，清热活血。用于气阴不足、内热消渴，症见烦热口渴、多食多饮、倦怠乏力；2型糖尿病见上述证候者	口服。规格1：每片0.33g/0.36g，一次8片，一日3次；规格2：每片0.72g，一次4片，一日3次	服药期间必须配合饮食调节
十味玉泉胶囊	天花粉、葛根、麦冬、人参、黄芪、地黄、五味子、甘草、乌梅、茯苓	益气养阴，清热生津。用于气阴两虚之消渴病。症见气短乏力，口渴喜饮，易饥烦热。可作为2型糖尿病的辅助治疗药	口服。一次4粒，一日4次	个别患者用药后出现胃部不适，恶心，停药后即可缓解
消渴安胶囊	地黄、知母、黄连、地骨皮、枸杞子、玉竹、人参、丹参	清热生津，益气养阴，活血化瘀。用于消渴病阴虚燥热兼气虚血瘀证。症见口渴多饮，多食易饥，五心烦热，大便秘结，倦怠乏力，自汗等。有一定的降血糖作用	口服。一次3粒，一日3次，或遵医嘱	1. 孕妇慎服 2. 注意定期复查血糖

续表

药品名称	药物组成	功能主治	用量用法	注意事项
消渴康颗粒	石膏、知母、生地黄、麦冬、天花粉、玉竹、玄参、牛膝、丹参、泽泻、党参、山茱萸、枇杷叶、南五味子	清热养阴，生津止渴。用于2型糖尿病阴虚热盛型。症见口渴喜饮，消谷善饥，小便频数，急躁易怒，怕热心烦，大便干结等	餐前温开水冲服，一次1袋，一日3次。30天为一疗程	1.孕妇忌服 2.定期复查血糖
消糖灵片	人参、黄连、天花粉、杜仲、黄芪、丹参、枸杞子、沙苑子、白芍、知母、五味子、格列本脲	益气养阴，清热泻火。用于阴虚燥热、气阴两虚所致的消渴病，症见口渴喜饮、体倦乏力、多食、多尿、形体消瘦；2型糖尿病见上述证候者	口服。一次2片，一日2次，饭前温开水送服或遵医嘱	1.孕妇、乳母禁服 2.肝肾功能不全者、1型糖尿病、2型糖尿病伴有酮症酸中毒、昏迷、严重烧伤、感染、外伤和重大手术时禁服 3.对磺胺药过敏者禁服 4.白细胞减少的患者禁服 5.本品含格列本脲，应在医生指导下服用 6.甲状腺功能亢进、高热、恶心和呕吐、体质虚弱、老年人慎用 7.若服用不当，可能出现低血糖反应，应予以注意，如发现低血糖应立即停药请医生处理 8.用药期间应定期测定血糖和肝肾功能 9.本品与磺胺类、保泰松、羟保泰松、四环素、氯霉素、丙磺舒、水杨酸盐、单胺氧化酶抑制剂等合用，可增加降血糖作用

续表

药品名称	药物组成	功能主治	用量用法	注意事项
珍芪降糖胶囊	珍珠、黄芪、黄精、黄芩、地黄、天花粉、麦冬、石斛、蝉蜕、鸡内金、山药、沙苑子、青皮、葛根	益气养阴、清热生津。用于气阴两虚，肺胃有热之消渴	口服。一次4粒，一日3次，饭后服用	1.有严重心、肝、肾（包括糖尿病肾病等）并发症，或合并有其他严重疾病者慎用 2.近1个月内有糖尿病酮症、酮症酸中毒以及感染者慎用
生津消渴胶囊	天花粉、黄芩、地黄、知母、石膏、麦冬、五味子、北沙参	清热润肺，生津止渴。用于消渴病引起的口渴多饮，口干舌燥等	口服。一次3～4粒，一日3次	尚不明确
清胃消渴胶囊	石膏、玄参、麦冬、生地黄、知母、石斛、天花粉、枸杞子、山药、玉竹、乌梅、黄连	清胃泻火，养阴润燥。用于多食善饥，形体逐渐消瘦，兼有口渴多尿，大便干燥，脉滑数有力	口服。治疗期一次7～8粒，巩固期一次3～4粒，一日3次；或遵医嘱	1.孕妇禁服 2.定期复查血糖
金鳝消渴颗粒	鳝鱼、丹参、熟地黄、麦冬、地黄、郁金、麦芽、泽泻、甘草、山药	苗医：怡渥曲靳，拉怡任早：科夭罗，卡欧，暗习凶替聋，坳瓦罗岗蛙，仰溪秀切。中医：滋阴清热，生津止渴。用于阴虚燥热所致的消渴，以及2型糖尿病见上述证候者	开水冲服。一次4g，一日3次；或遵医嘱	糖尿病患者应注意定期检测血糖，必要时使用其他降糖方法
露水草胶囊	露水草	彝医：依补，拾补，希让诺，握尼依。中医：滋阴清热，生津止渴。用于阴虚内热所致的消渴，2型糖尿病见上述证候者	口服。一次2粒，一日3次	1.孕妇慎用 2.偶见胃肠道反应 3.若发现不良反应，应立即停药，并进行相应处理

续表

药品名称	药物组成	功能主治	用量用法	注意事项
沙梅消渴胶囊	牛蒡子、肾茶、沙参、知母、白芍、乌梅、僵蚕	彝医：依补，拾补，希让诺，握尼依。中医：养阴润燥，生津止渴。用于阴虚内热所致的消渴，以及2型糖尿病见上述证候者	口服。一次2粒，一日3次；饭后服用	定期复查血糖
玉兰降糖胶囊	黄芩、桑叶、牛蒡子、蓝花参、半枝莲、假万寿竹根、青葙子	苗医：怡渥汗吴苯，曲靳挡嘎候。陡：科欠罗。阶：索干罗欧，卡欧豪凹讲，坳瓦罗岗蛙。中医：清热养阴，生津止渴。用于阴虚内热所致的消渴病，2型糖尿病及并发症的改善	口服。一次3～5粒，一日3次；饭前服用	1.忌食辛辣，酒类 2.定期复查血糖

8.2.2.3 血瘀络阻证

【辨证要点】疲乏无力，口干多饮，肢体麻木，舌暗底瘀，脉弦细。

【症状】多见四肢末端麻木、疼痛、蚁行感、冰冷等异常感觉，伴有乏力，口干口渴，舌暗底瘀，脉弦细。

【治法】活血通络。

【中成药】芪蛭降糖胶囊、糖脉康胶囊（颗粒、片）、桑枝颗粒、糖维胶囊、消渴通脉口服液、地骨降糖胶囊、通脉降糖胶囊、降糖通脉胶囊、愈三消胶囊（表2-4）。

表2-4 糖尿病血瘀络阻证可选用的中成药

药品名称	药物组成	功能主治	用量用法	注意事项
芪蛭降糖胶囊	黄芪、地黄、黄精、水蛭	益气养阴，活血化瘀。用于气阴两虚兼血瘀所致的消渴病，症见口渴多饮、多尿易饥、倦怠乏力、自汗盗汗、面色晦暗、肢体麻木；2型糖尿病见上述证候者	口服。一次5粒，一日3次。3个月为一疗程	1.孕妇禁服 2.有凝血机制障碍、出血倾向者慎服

续表

药品名称	药物组成	功能主治	用量用法	注意事项
糖脉康胶囊（颗粒、片）	黄芪、地黄、赤芍、丹参、牛膝、麦冬、葛根、桑叶、黄连、黄精、淫羊藿	养阴清热，活血化瘀，益气固肾。用于糖尿病气阴两虚兼血瘀所致的倦怠乏力、气短懒言、自汗、盗汗、五心烦热、口渴喜饮、胸中闷痛、肢体麻木或刺痛、便秘、舌质红少津、舌体胖大、苔薄或花剥、或舌暗有瘀斑、脉弦细或细数、或沉涩等症及2型糖尿病并发症见上述证候者	口服。胶囊：一次6粒，一日3次颗粒：一次1袋，一日3次。片：一次5片，一日3次	孕妇慎服或遵医嘱
桑枝颗粒	桑枝	养阴生津，活血通络。用于阴虚内热，瘀血阻络所致的消渴病。症见口渴喜饮，五心烦热，肢体麻木或刺痛等，以及2型轻、中型糖尿病见上述证候者	开水冲服。一次1袋，一日3次，进餐时服用，或遵医嘱	定期复查血糖
糖维胶囊	黄芪、西洋参、黄精、天花粉、葛根、黄连、丹参、格列本脲	益气养阴，化瘀清热。用于气阴两虚夹瘀所致消渴，症见倦怠乏力、自汗、口渴喜饮、心烦、溲赤、舌暗或有瘀斑、舌干少津、苔薄或花剥、脉细数；2型糖尿病见上述证候者	餐前30分钟口服。一次3～5粒，一日3次；或遵医嘱	1.严重肾功能不全、糖尿病伴酮症酸中毒、昏迷、胰岛素依赖型糖尿病患者禁用 2.孕妇禁用 3.偶有轻微胃肠道反应
消渴通脉口服液	黄芪、地黄、白芍、麦冬、葛根、丹参、水蛭、黄芩、黄连、玄参、川芎、川牛膝	益气养阴清热，活血化瘀通络。主治消渴病，气阴两虚兼血瘀证。症见倦怠、乏力、口干、肢体麻木、疼痛，甚则青紫溃破等。用于2型糖尿病周围神经病变	口服。一次20mL，一日3次	1.临床试验中，个别病例出现胃脘疼痛、大便次数增多、大便清稀等症状 2.孕妇慎用

续表

药品名称	药物组成	功能主治	用量用法	注意事项
地骨降糖胶囊	郁金、地骨皮、紫苏子、龟甲（制）、地龙、水蛭、冬虫夏草	滋阴润燥，化瘀通络。用于阴虚血瘀所引起的消渴，2型糖尿病见上述证候者	口服。一次4粒，一日4次	1.孕妇忌服，忌食辛辣 2.有出血倾向者忌用 3.糖尿病患者在服药期间要定期检查血糖
通脉降糖胶囊	太子参、丹参、黄连、黄芪、绞股蓝、山药、苍术、玄参、水蛭、冬葵果、葛根	养阴清热，清热活血。用于气阴两虚，脉络瘀阻所致的消渴病（糖尿病），症见神疲乏力，肢麻疼痛，头晕耳鸣，自汗等	口服。一次3粒，一日3次	定期复查血糖
降糖通脉胶囊	太子参、黄芪、黄精、天冬、麦冬、玄参、天花粉、苍术、知母、葛根、黄连、丹参、益母草、赤芍、水蛭、川牛膝、鸡血藤、威灵仙、荔枝核、地龙、川芎	益气养阴，活血化瘀、通经活络。用于气阴不足，瘀血阻络所致消渴，多饮、多食、多尿、消瘦、乏力，以及2型糖尿病见上述证候者	口服。一次3～4粒，一日3次；饭后服用或遵医嘱	定期复查血糖
愈三消胶囊	黄芪、地黄、熟地黄、麦冬、天冬、玄参、五味子、淫羊藿（制）、丹参、红花、当归、黄连、知母、党参、天花粉、红参、鹿茸	养阴生津，益气活血。用于轻、中度2型糖尿病属气阴两虚挟瘀症者，症见口渴喜饮，易饥多食，疲倦乏力，自汗盗汗，舌质暗、有瘀斑，脉细数等	饭前口服。一次8粒，一日3次。疗程3个月或遵医嘱	1.少数患者服用后可出现上腹不适，恶心，一般可自行缓解 2.孕妇忌服 3.病情属阴虚火旺者不宜服用

8.2.2.4　湿热困脾证

【辨证要点】疲乏无力，口干多饮，头重体胖，呕恶痰涎，舌体胖大，苔白腻，脉滑。

【症状】口干口渴，口甜多饮，全身乏力重浊，头目不清，体胖身重，纳差或纳多，痰涎壅盛，小便色黄或有淋漓不尽，大便溏稀不调或有便黏，舌体胖大，苔白腻，脉滑。

【治法】燥湿化痰，益气养阴。

【中成药】五黄养阴颗粒（表2-5）

表2-5　糖尿病湿热困脾证可选用的中成药

药品名称	药物组成	功能主治	用量用法	注意事项
五黄养阴颗粒	黄连、红芪、地黄、姜黄、黄芩	燥湿化痰，益气养阴。用于消渴病属痰湿内滞、气阴两虚，症见口渴喜饮，多食善饥，尿频尿多，头身困重，呕恶痰涎，倦怠乏力，气短懒言，自汗盗汗，心悸失眠，形体肥胖，咽燥口干，心烦畏热，溲赤便秘	开水冲服。一次1袋，一日3次	1.服药期间定期检测血糖、肝、肾功能 2.合理膳食和适度锻炼身体 3.对本品过敏或过敏体质者慎用 4.尚无研究数据支持本品可用于孕妇、哺乳期妇女，以及糖尿病酮症酸中毒及严重感染者 5.有心血管病史及其疾病者服药期间定期检测相关指标

8.2.2.5　肾阴亏虚证

【辨证要点】小便频数，浑浊如膏，腰膝酸软，眩晕耳鸣，五心烦热，低热颧红，口干咽燥，多梦遗精，舌红少苔，脉细数。

【症状】腰膝酸软，五心烦热，眩晕耳鸣，口干口渴，小便频数，大便或有干结，舌红少苔，脉细数。

【治法】滋阴补肾。

【中成药】六味地黄胶囊（丸、颗粒）、麦味地黄片（口服液、丸）、降糖舒片（胶囊）、甘露消渴胶囊、糖尿灵片、糖乐胶囊（表2-6）。

表2-6　糖尿病肾阴亏虚证可选用的中成药

药品名称	药物组成	功能主治	用量用法	注意事项
六味地黄胶囊（丸、颗粒）	熟地黄、酒萸肉、牡丹皮、山药、茯苓、泽泻	滋阴补肾。用于肾阴亏损，头晕耳鸣，腰膝酸软，骨蒸潮热，盗汗遗精，消渴	口服。胶囊：规格1每粒0.3g，一次1粒，一日2次。规格2每粒0.5g，一次2粒，一日2次。丸：①水丸一次5g，一日2次；②小蜜丸一次9g，一日2次；③水蜜丸一次6g，一日2次；④大蜜丸一次1丸，一日2次。颗粒：开水冲服。一次1袋，一日3次	忌辛辣、生冷、油腻食物；本品宜饭前服用；有高血压、心脏病、肝病、糖尿病、肾病等慢性病严重者应在医师指导下服用；服药2周症状无缓解，应去医院就诊；对本品过敏者禁用，过敏体质者慎用

续表

药品名称	药物组成	功能主治	用量用法	注意事项
麦味地黄片（口服液、丸）	茯苓、麦冬、牡丹皮、山药、山茱萸、熟地黄、五味子、泽泻	滋肾养肺。用于肺肾阴亏，潮热盗汗，咽干咳血，眩晕耳鸣，腰膝酸软，消渴	口服。片：一次3～4片，一日3次。口服液：一次10mL，一日3次。丸：水蜜丸一次6g，小蜜丸一次9g，大蜜丸一次1丸，一日2次	1.忌油腻食物；感冒患者不宜服用 2.服药2周或服药期间症状无改善，或症状加重，或出现新的严重症状，应立即停药并去医院就诊 3.按照用法用量服用，小儿及孕妇应在医师指导下服用
降糖舒片（胶囊）	人参、枸杞子、黄芪、刺五加、黄精、益智仁、牡蛎、地黄、熟地黄、葛根、丹参、荔枝核、知母、生石膏、芡实、山药、玄参、五味子、麦冬、乌药、天花粉、枳壳	滋阴补肾，生津止渴。用于糖尿病及糖尿病引起的全身综合征	口服。片：一次4～6片，一日3次 胶囊：一次4～6粒，一日3次	忌食辛辣

8.2.2.6 阴阳两虚证

【辨证要点】小便频数，夜尿增多，浑浊如脂如膏，甚至饮一溲一，五心烦热，口干咽燥，神疲，耳轮干枯，面色黧黑；腰膝酸软无力，畏寒肢凉，四肢欠温，阳痿，下肢浮肿，甚则全身皆肿，舌质淡，苔白而干，脉沉细无力。

【症状】口燥咽干，多饮多尿，五心烦热，畏寒肢冷，神疲乏力，面色黧黑无华，腰膝酸软，或有浮肿，男子或有阳痿早泄，女子或有月经不调，舌质淡，苔白而干，脉沉细无力。

【治法】滋阴补阳。

【中成药】桂附地黄胶囊（丸）、七味消渴胶囊、龟鹿二胶丸、八味肾气丸（表2-7）。

表 2-7　糖尿病阴阳两虚证可选用的中成药

药品名称	药物组成	功能主治	用量用法	注意事项
桂附地黄胶囊（丸）	肉桂、熟地黄、牡丹皮、茯苓、附子（制）、酒山萸肉、山药、泽泻	温补肾阳。用于肾阳不足，腰膝酸冷，肢体浮肿，小便不利或反多，痰饮喘咳，消渴	口服胶囊：一次 7 粒，一日 2 次丸：水蜜丸一次 6g，小蜜丸一次 9g，大蜜丸一次 1 丸，一日 2 次	1. 不宜和外感药同时服用 2. 服本药时不宜同时服用赤石脂或其制剂 3. 本品中有肉桂属温热药，不适用于具有口干舌燥，烦燥气急，便干尿黄症状的糖尿病，慢性肾炎，高血压，心脏病的患者 4. 按照用法用量服用，小儿及年老体虚者应在医师指导下服用 5. 本品宜饭前服或进食同时服 6. 服药 2 周后症状无改善，或出现食欲不振，头痛，胃脘不适等症状时，应去医院就诊 7. 对本品过敏者禁用，过敏体质者慎用
七味消渴胶囊	黄芪、蚕蛾、黄精（酒制）、枸杞子、葛根、天花粉、大黄（酒制）	滋阴壮阳，益气活血。用于消渴病（2 型糖尿病），阴阳两虚兼气虚血瘀证	口服。一次 4 粒，一日 3 次。疗程 2 个月	1. 使用本品期间，注意定期复查血糖 2. 根据病情需要，本品可与西药口服降糖药合并使用 3. 肾功能不全者、血小板低下者、孕妇慎用

9　预后

预后一般。需积极控糖，并预防并发症的发生。

参考文献

1. 仝小林. 糖尿病中医防治标准（草案）. 北京：科学出版社. 2014：11

2. 中华中医药学会. 糖尿病中医防治指南. 糖尿病中医防治指南解读. 北京：中国中医药出版社，2009：148-151

3. 廖二元. 内分泌代谢病学（第 3 版下册）. 北京：人民卫生出版社，2012：1214-1230

4. 中华医学会糖尿病学分会. 中国 1 型糖尿病诊治指南. 北京：人民卫生出版社，2013：4

5. 中华医学会糖尿病学分会. 中国 2 型糖尿病防治指南（2017 年版）. 中国糖尿病杂志，2018，10（01）：4-67

6. 郑筱萸. 中药新药临床研究指导原则（试行）. 北京：中国医药科技出版社，2002：33-234

第三章 糖尿病肾脏疾病

1 范围

本《指南》规定了糖尿病肾脏疾病的诊断、辨证和中成药治疗。

本《指南》适用于糖尿病肾脏疾病的诊断、辨证和中成药治疗。

2 术语和定义

下列术语和定义适用于本《指南》。

糖尿病肾脏疾病（diabetic kidney disease，DKD）是指糖尿病引起的肾脏病变，主要表现为肾功能减退和视网膜病变，是糖尿病最重要的微血管病变之一。糖尿病肾脏疾病属于中医学"水肿""尿浊""关格"等范畴。

3 流行病学

糖尿病患者筛查白蛋白尿以知晓肾脏和心血管危险研究（developing education on microalbuminuria for awareness of renal andcardiovascular risk in diabetes，DEMAND）显示，亚洲 2 型糖尿病患者中白蛋白尿的检出率为 56%，糖尿病肾病甚至在它的早期阶段即与高的心血管死亡事件密切相关。近年来，我国糖尿病肾病也出现了快速的增长。根据 2009—2013 年的调查显示：我国糖尿病肾病的患病率在社区中为 10%～40%，住院病人约 40% 左右。我国慢性肾脏疾病（chronic kidney disease，CKD）的病因中，糖尿病肾病已占据第二位。因此糖尿病肾脏疾病的早期诊断、预防及治疗对于延缓肾功能衰竭进展、提高患者生存质量、减缓公共卫生压力具有重要意义。

4 病因病理

4.1 中医病因病机

DKD 由消渴发展而来，消渴日久，气血阴阳亏损，内有瘀滞，外伤于六淫邪气，内外合邪，伤及先天之本，发为本病。本病的基本特点为本虚标实，本虚为气（脾气虚、肾气虚）阴（肝肾阴虚）两虚，标实为湿热浊瘀。所及脏腑以肾、肝、脾为主，病程较长，兼证变证较多。本病发病早期，阴虚为本，涉及肝肾；消渴日久，阴损耗气，以致肾气虚损；中期阴损及阳，伤及心脾，脾肾阳虚，水湿潴留；病至晚期，肾阳衰败，浊毒内停，水湿泛滥。

4.2 西医病因病理

DKD 系慢性高血糖所致的肾脏损害，病变可累及全肾，包括：肾小球、肾小管肾间质、肾血管等。临床上以持续性白蛋白尿和（或）肾小球滤过率（glomerular filtration rate，GFR）进行性下降为主要特征，可进展为终末期肾病（end-stage renal disease，ESRD）。本病的发生与以下因素相关：①慢性高血糖所致的糖代谢异常：高血糖主要通过肾脏血流动力学改变以及代谢异常引致肾脏损害，其中代谢异常导致肾脏损害的机制主要包括肾组织局部糖代谢紊乱、多元醇通路的激活、二酰甘油–蛋白激酶 C 途径的激活、已糖胺通路代谢异常，上述代谢异常除参与早期高滤过，更为重要的是促进肾小球基底膜（glomerular basement membrane，GBM）增厚和细胞外基质蓄积；②肾脏血流动力学改变：表现为肾小球高灌注和高滤过，肾血流量和肾小球滤过率（GFR）升高，且增加蛋白摄入后升高的程度更显著；③脂代谢紊乱；④血管活性因子、生长因子和细胞因子代谢异常；⑤氧化应激；⑥遗传等因素。其基本病理改变为肾小球系膜基质增生、肾小球毛细血管基底膜增厚与肾小球硬化。

5 临床表现

5.1 症状

本病早期除糖尿病症状外，一般缺乏典型症状；临床期肾病患者可出现水肿、腰酸腿软、倦怠乏力、头晕耳鸣等症状；肾病综合征的患者可伴有高度水肿；肾功能不全氮质血症的患者，还可见纳差、皮肤瘙痒，甚则恶心呕吐、手足抽搐；合并心衰可出现胸闷、憋气，甚则喘憋不能平卧。

5.2 体征

早期无明显体征，之后可逐渐出现血压升高，或面色白、爪甲色淡、四肢浮肿、胸水、腹水等。

6 诊断

糖尿病肾脏疾病诊断标准：采用 2012 年美国肾脏病基金会的 K–DOQI 标准。

糖尿病患者出现微量白蛋白尿（尿蛋白 / 肌酐 30 ～ 300mg/g）或大量白蛋白尿（尿蛋白 / 肌酐＞ 300mg/g），1 ～ 6 个月连续多次检测尿标本，2 次检查异常，或 3 次以上检测的平均值异常。排除泌尿系感染、运动、原发性高血压、心衰及水负荷增加等因素，引起蛋白尿的原发性肾脏疾病或其他继发性肾病方可诊断。合并糖尿病视网膜病变，或 1 型糖尿病病程超过 10 年且出现微量白蛋白尿时可作为糖尿病肾脏疾病的诊断线索。

6.1 按照 Mogenson 分期

6.1.1 Ⅰ期：肾小球高滤过和肾脏肥大期，GFR 增高。无明显的组织病理损害。

6.1.2 Ⅱ期：正常白蛋白尿期。尿蛋白排泄率（urinary albumin excretion rate，UAE）<20μg/min 或 <30mg/24h；GFR 增高或正常；病理表现为肾小球基底膜（GBM）开始增厚和系膜基质增加。

6.1.3 Ⅲ期：又称早期糖尿病肾病，微量白蛋白尿期。UAE ≥ 20μg/min 或 ≥ 30mg/24h；GFR 大致正常；病理表现为 GBM 增厚和系膜基质增加明显，部分小球结节性硬化。

6.1.4 Ⅳ期：临床 DKD，大量白蛋白尿期。UAE ≥ 200μg/min 或 ≥ 0.5g/24h；GFR 明显下降；病理表现为结节性肾小球硬化，毛细血管腔闭塞，肾小球动脉硬化、玻璃样变，肾小球部分荒废。

6.1.5 Ⅴ期：肾功能衰竭期。GFR 呈进行性下降；大量蛋白尿，病理表现为肾小球广泛硬化、废弃。

6.2 Mogenson 分期

建立在典型的 1 型糖尿病肾病病理生理特点基础上的，2 型糖尿病肾病的临床分期参考如下 2 型糖尿病肾病分期标准：

6.2.1　早期：微量白蛋白尿（30～300mg/24h 或尿白蛋白／肌酐 30～300mg/g），肾小球滤过率（GFR）升高，部分患者可伴高血压，血肌酐正常。病理表现肾小球体积增大，肾小球基底膜增厚，肾小管肥大，肾小管基底膜增厚。

6.2.2　中期：持续白蛋白尿（尿白蛋白定量 > 300mg/24h 或尿白蛋白／肌酐 > 300mg/g）和（或）尿蛋白定量 > 0.5g/24h，GFR 正常或开始下降，血清肌酐正常，多数患者出现高血压、水肿。病理表现为不同程度的肾小球硬化，肾小球体积增大，系膜区增宽，基质增加，肾小球基底膜增厚，K–W 结节形成，可见球囊滴，纤维蛋白帽，毛细血管袢微血管瘤，间质可见灶性纤维化，间质动脉透明变性及动脉硬化。

6.2.3　晚期：大量蛋白尿或肾病综合征，出现肾功能不全，且随病情进展，GFR 进行性下降，最终进展至 ESRD，水肿及高血压加重。病理表现为肾小球硬化较多，大量废弃球，未废弃肾小球可表现为结节样或系膜增生性病变，肾小管间质病变重，血管透明变性显著。

7　鉴别诊断

DKD 具有糖尿病和肾病两种表现，结合实验室及病理检查，常可明确诊断。确诊 DKD 之前应除外其他的肾脏疾病，必要时需做肾穿刺病理检查。

7.1　膜增生性肾炎和膜性肾病

与糖尿病并存者约占 20%，当出现以下情况时，应进一步做肾脏组织活检加以鉴别：T1DM 患者在早期（6 年以内）出现蛋白尿；持续蛋白尿但无视网膜病变；肾功能急剧恶化；镜下血尿伴红细胞管型。

7.2　功能性蛋白尿

剧烈运动、发热、原发性高血压、心功能不全等均可引起尿蛋白增加，可通过详细询问病史、临床表现以及实验室等相关检查以协助诊断。

8　治疗

8.1　西医治疗原则

8.1.1　改变生活方式：如合理控制体重、糖尿病饮食、戒烟及适当运动等。

8.1.2　低蛋白饮食：临床糖尿病肾病期时应实施低蛋白饮食治疗，在肾小球滤过率下降后，蛋白质来源应以优质动物蛋白为主。如蛋白摄入量 ≤ 0.6 g/kg·d，应适当补充复方 α–酮酸制剂。

8.1.3　控制血糖：肾功能不全的患者可优先选择从肾脏排泄较少的降糖药，严重肾功能不全患者应采用胰岛素治疗，宜选用短效胰岛素，以减少低血糖的发生。

8.1.4　控制血压：大于 18 岁的非妊娠患者血压应控制在 140/80 mmHg 以下。降压药首选 ACEI 或 ARB，血压控制不佳者可加用其他降压药物。

8.1.5　纠正血脂紊乱。

8.1.6　控制蛋白尿：自肾脏病变早期阶段（微量白蛋白尿期），不论有无高血压，首选肾素–血管紧张素系统抑制剂（ACEI 或 ARB 类药物），血肌酐 >265.2 μmol/L（3 mg/dL）的肾病患者慎用。

8.1.7　透析治疗和移植：对糖尿病肾病肾衰竭者需透析或移植治疗时，应该尽早开始，透析方式包括腹膜透析和血液透析。有条件的糖尿病患者可行肾移植或胰－肾联合移植。

8.2　中成药用药方案

8.2.1　基本原则

8.2.1.1　降低蛋白尿、延缓病情进展是本病的治疗要点，需要根据具体情况进行辨证论治。

8.2.1.2　糖尿病肾脏疾病早期可采用单纯中成药治疗，中晚期常辅助他药进行。长期服药的患者要定期复查血糖、蛋白尿情况及肝肾功能。

8.2.2　分证论治（表 3–1）

表 3–1　糖尿病肾脏疾病分证论治

	证型	辨证要点	治法	中成药
虚证	气阴两虚证	消瘦，疲乏无力，易汗出，口干，心悸失眠，舌红，苔薄白，脉虚细	益气养阴	参芪降糖颗粒（胶囊、片）
	肺肾气虚证	神疲乏力，不寐健忘，腰膝酸软	补肺肾，益精气	百令胶囊、金水宝胶囊
	肾阴亏虚证	小便频数，浑浊如膏，腰膝酸软，眩晕耳鸣，五心烦热，低热颧红，口干咽燥，多梦遗精，舌红少苔，脉细数	滋阴补肾	六味地黄胶囊（丸、颗粒）、芪药消渴胶囊、肾炎康复片
	脾肾阳虚证	乏力，畏寒，纳差，水肿	益气温阳	慢肾宁合剂
	阴阳两虚证	小便频数，夜尿增多，浑浊如脂如膏，甚至饮一溲一，五心烦热，口干咽燥，神疲，耳轮干枯，面色黧黑；腰膝酸软无力，畏寒肢凉，四肢欠温，阳痿，下肢浮肿，甚则全身皆肿，舌质淡，苔白而干，脉沉细无力	滋阴补阳	桂附地黄胶囊
热证	阴虚热盛证	消瘦，口干口苦，心悸失眠，舌红少津，苔薄白干或少苔，脉虚细数	益气养阴清热	玉泉丸
	湿毒热盛证	浮肿、疲倦、乏力、腰痛、蛋白尿、血尿	清热解毒，利湿消肿	肾炎片、黄葵胶囊、康肾颗粒

续表

	证型	辨证要点	治法	中成药
瘀证	血瘀络阻证	疲乏无力，口干多饮，视物不清，血尿，蛋白尿，舌暗底瘀，脉弦细	活血通络	芪蛭降糖胶囊、糖脉康胶囊（颗粒、片）、复方丹参滴丸、雷氏丹参片、肾元胶囊、银杏叶片、脑心通胶囊、血塞通、通心络胶囊、复方血栓通胶囊（滴丸）、大黄䗪虫丸

以下内容为上表内容的详解，重点强调同病同证情况下不同中成药选用区别。

8.2.2.1　虚证

8.2.2.1.1　气阴两虚证

【辨证要点】消瘦，疲乏无力，易汗出，口干，心悸失眠，舌红，苔薄白，脉虚细。

【症状】消瘦乏力，气短，多汗，自汗出或潮热盗汗，干咳少痰，咳嗽动则加重，手足心热，心悸失眠，颧红，舌红，苔少薄白，脉虚数。

【治法】益气养阴。

【中成药】参芪降糖颗粒（胶囊、片）（表3-2）。

表3-2　糖尿病肾脏疾病气阴两虚证可选用的中成药

药品名称	药物组成	功能主治	用量用法	注意事项
参芪降糖颗粒（胶囊、片）	人参（茎叶）皂苷、五味子、黄芪、山药、地黄、覆盆子、麦冬、茯苓、天花粉、泽泻、枸杞子	益气养阴，滋脾补肾。主治消渴症，用于2型糖尿病	口服。颗粒：一次1g，一日3次，1个月为一疗程。效果不显著或治疗前症状较重者，每次用量可达3g，一日3次 胶囊：一次3粒，一日3次，1个月为一疗程。治疗前症状较重者，每次用量可达8粒，一日3次 片：一次3片，一日3次，1个月为一个疗程，效果不显著或治疗前症状较重者，每次用量可达8片，一日3次	有实热证者禁用，待实热证退后可服用

8.2.2.1.2　肺肾气虚证

【辨证要点】神疲乏力，不寐健忘，腰膝酸软。

【症状】咳嗽无力，呼多吸少，气短而喘，动则尤甚，吐痰清稀，声低，乏力，耳鸣，腰膝酸软，或尿随咳出，舌淡紫，脉弱。

【治法】补肺肾，益精气。

【中成药】百令胶囊、金水宝胶囊（表3-3）。

表 3-3　糖尿病肾脏疾病肺肾气虚证可选用的中成药

药品名称	药物组成	功能主治	用量用法	注意事项
百令胶囊	发酵冬虫夏草菌（CS-C-Q80）	补肺肾，益精气。用于肺肾两虚引起的咳嗽、气喘、咯血、腰背酸痛	口服。规格1（每粒装0.2g）一次5～15粒，一日3次。慢性肾功能不全：一次10粒，一日3次；疗程8周。规格2（每粒装0.5g），一次2～6粒，一日3次。慢性肾功能不全：一次4粒，一日3次；疗程8周	忌辛辣、生冷、油腻食物
金水宝胶囊	发酵虫草菌粉（Cs-4）	补益肺肾、秘精益气。用于肺肾两虚，精气不足，久咳虚喘，神疲乏力，不寐健忘，腰膝酸软，月经不调，阳痿早泄	口服。一次3粒，一日3次。肾功能不全者，口服一次6粒，一日3次	1.忌不易消化食物；感冒发热患者不宜服用 2.服药4周症状无缓解，应去医院就诊 3.对该药品过敏者禁用，过敏体质者慎用

8.2.2.1.3　肾阴亏虚证

【辨证要点】小便频数，浑浊如膏，腰膝酸软，眩晕耳鸣，五心烦热，低热颧红，口干咽燥，多梦遗精，舌红少苔，脉细数。

【症状】腰膝酸软而痛，头晕，耳鸣，失眠，健忘，口咽干燥，形体消瘦，五心烦热，潮热盗汗，骨蒸发热，午后颧红，小便短黄，舌红少津、少苔或无苔，脉细数。

【治法】滋阴补肾。

【中成药】六味地黄胶囊（丸、颗粒）、芪药消渴胶囊、肾炎康复片（表3-4）。

表 3-4　糖尿病肾脏疾病肾阴亏虚证可选用的中成药

药品名称	药物组成	功能主治	用量用法	注意事项
六味地黄胶囊（丸、颗粒）	熟地黄、酒萸肉、牡丹皮、山药、茯苓、泽泻	滋阴补肾。用于肾阴亏损，头晕耳鸣，腰膝酸软，骨蒸潮热，盗汗遗精，消渴	口服。胶囊：规格1每粒0.3g，一次1粒，一日2次。规格2每粒0.5g，一次2粒，一日2次 丸：①水丸一次5g，一日2次；②小蜜丸一次9g，一日2次；③水蜜丸一次6g，一日2次；④大蜜丸一次1丸，一日2次 颗粒：开水冲服，一次1袋，一日3次	1.服药期间出现食欲不振，胃脘不适，大便稀，腹痛等症状时，应去医院就诊 2.服药2周后症状未改善，应去医院就诊 3.孕妇慎服

续表

药品名称	药物组成	功能主治	用量用法	注意事项
芪药消渴胶囊	西洋参、黄芪、山药、生地黄、山茱萸、枸杞子、麦冬、知母、天花粉、五味子、五倍子、葛根	滋肾养阴，益气生津的功效。临床上用于消渴症的治疗	口服。每次6粒，每日3次，4周为一疗程	尚不明确
肾炎康复片	西洋参、人参、地黄、杜仲（炒）、山药、白花蛇舌草、黑豆、土茯苓、益母草、丹参、泽泻、白茅根、桔梗	益气养阴，补肾健脾，清解余毒。主治慢性肾小球肾炎，属于气阴两虚，脾肾不足，毒热未清证者，表现为神疲乏力、腰酸腿软、面浮肢肿、头晕耳鸣、蛋白尿、血尿等症	口服。每次8片，每日3次，小儿酌减或遵医嘱	服药期间忌辛、辣、肥、甘等刺激性食物，禁房事

8.2.2.1.4 脾肾阳虚证

【辨证要点】乏力，畏寒，纳差，水肿。

【症状】腰膝、下腹冷痛，畏冷肢凉，久泄久痢，或五更泄泻，完谷不化，便质清冷，或全身水肿，小便不利，面色㿠白，舌淡胖，苔白滑，脉沉迟无力。

【治法】益气温阳。

【中成药】慢肾宁合剂（表3-5）。

表3-5 糖尿病肾脏疾病脾肾阳虚证可选用的中成药

药品名称	药物组成	功能主治	用量用法	注意事项
慢肾宁合剂	黄芪、桂枝、淫羊藿、地黄、阿胶、茯苓、泽泻（盐炒）、牡丹皮、黄芩（酒炒）、败酱草、益母草	益气温阳，利湿化瘀。主治肺脾气虚，脾肾阳虚所致的水肿、头晕、乏力、纳差及慢性肾炎见上述症状者	口服。一次25～35mL（小儿酌减），一日3次，2～3个月为一疗程或遵医嘱	1.服用时可加开水稀释 2.个别患者使用初期，大便增加2～3次/日，（勿需停药）约1周后，可自行缓解

8.2.2.1.5 阴阳两虚证

【辨证要点】小便频数，夜尿增多，浑浊如脂如膏，甚至饮一溲一，五心烦热，口干咽燥，神疲，耳轮干枯，面色黧黑；腰膝酸软无力，畏寒肢凉，四肢欠温，阳痿，下肢浮肿，甚则全身皆肿，舌质淡，苔白而干，脉沉细无力。

【症状】小便频数，夜尿增多，浑浊如脂如膏，甚至饮一溲一，五心烦热，心悸失眠，口干咽燥，自汗出或潮热盗汗，神疲，耳轮干枯，面色黧黑；腰膝酸软无力，畏寒肢凉，四肢欠温，阳痿，下肢浮肿，甚则全身皆肿，舌质淡，苔白而干，脉沉细无力。

【治法】滋阴补阳。

【中成药】桂附地黄胶囊（表3-6）。

表3-6 糖尿病肾脏疾病阴阳两虚证可选用的中成药

药品名称	药物组成	功能主治	用量用法	注意事项
桂附地黄胶囊（丸）	肉桂、熟地黄、牡丹皮、茯苓、附子（制）、酒山萸肉、山药、泽泻	温补肾阳。用于肾阳不足，腰膝酸冷，肢体浮肿，小便不利或反多，痰饮喘咳，消渴	口服。胶囊：一次7粒，一日2次丸：水蜜丸一次6g，小蜜丸一次9g，大蜜丸一次1丸，一日2次	1. 忌不易消化食物 2. 感冒发热患者不宜服用 3. 治疗期间，宜节制房事 4. 阴虚内热者不适用；本品宜饭前服或进食同时服 5. 服药2周内症状无缓解，应去医院就诊 6. 服本药时不宜同时服用赤石脂或其制剂

8.2.2.2 热证

8.2.2.2.1 阴虚热盛证

【辨证要点】消瘦，口干口苦，心悸失眠，舌红少津，苔薄白干或少苔，脉虚细数。

【症状】消瘦乏力，口干口苦，少气乏力，心悸失眠，五心烦热，舌红少津，苔薄白干或少苔，脉虚细数。

【治法】益气养阴清热。

【中成药】玉泉丸（表3-7）。

表 3-7 糖尿病肾脏疾病阴虚热盛证可选用的中成药

药品名称	药物组成	功能主治	用量用法	注意事项
玉泉丸	葛根、天花粉、地黄、麦冬、五味子、甘草	养阴生津，止渴除烦，益气和中。用于治疗因胰岛功能减退而引起的物质代谢、碳水化合物代谢紊乱，血糖升高之糖尿病，肺胃肾阴亏损，热病后期	口服，一次6g，一日4次；7岁以上小儿一次3g，3～7岁小儿一次2g	1. 属阴阳两虚消渴者慎用 2. 本品性凉滋腻，脾胃虚弱，脘腹胀满，食少便溏者慎用 3. 服药期间忌食肥甘、辛辣之品，控制饮食，注意合理的饮食结构，忌烟酒 4. 服用本品偶见腹泻，停药后可缓解；偶见腹胀、稀便，不需停药，继续服用，症状消失 5. 避免长期精神紧张；适当进行体育活动 6. 对重症病例，应合用其他降糖药物治疗，以防病情加重 7. 在治疗过程中，尤其是与西药降糖药联合用药时，要及时监测血糖，避免低血糖反应发生 8. 注意早期防治各种并发症，如糖尿病脑病、糖尿病心病、糖尿病肾病等，以防止病情的恶化

8.2.2.2.2 湿毒热盛证

【辨证要点】浮肿、疲倦、乏力、腰痛、蛋白尿、血尿。

【症状】四肢或眼睑浮肿，疲倦，乏力，身重，腰痛，小便有泡沫，或伴血尿，小便痛，舌红，胖大，质干，脉数。

【治法】清热解毒，利湿消肿。

【中成药】肾炎片、黄葵胶囊、康肾颗粒（表3-8）。

表 3-8 糖尿病肾脏疾病湿毒热盛证可选用的中成药

药品名称	药物组成	功能主治	用量用法	注意事项
肾炎片	一枝黄花、马鞭草、白茅根、车前草、葫芦壳、白前	清热解毒，利水消肿。用于急慢性肾炎和泌尿道感染	口服。一次6～8片，一日3次	尚不明确
黄葵胶囊	黄蜀葵花	清利湿热，解毒消肿。用于慢性肾炎之湿热证，症见：浮肿、腰痛、蛋白尿、血尿、舌苔黄腻等	口服。一次5粒，一日3次；8周为一疗程	本品宜饭后服用

续表

药品名称	药物组成	功能主治	用量用法	注意事项
康肾颗粒	连钱草、忍冬藤、石韦、白茅根、石菖蒲、葛根、茜草、艾叶、生姜、陈皮、水蜈蚣、老鹳草	补脾益肾，化湿降浊。用于脾肾两虚所致的水肿，头痛而晕，恶心呕吐，畏寒肢倦，轻度尿毒症见上述证候者	口服。一次12g，一日3次；30天为一疗程	1.高营养低蛋白、低磷饮食，低食盐，忌酸冷 2.防止感染，注意休息 3.糖尿病肾病患者请服用无糖型

8.2.2.3 瘀证：血瘀络阻证

【辨证要点】疲乏无力，口干多饮，视物不清，血尿，蛋白尿，舌暗底瘀，脉弦细。

【症状】疲乏无力，口干多饮，饮不解渴，身痛夜甚，痛处固定不移，拒按，视物不清，目干，可伴小便泡沫或尿血，舌暗底瘀，脉弦细。

【治法】活血通络。

【中成药】芪蛭降糖胶囊、糖脉康胶囊（颗粒、片）、复方丹参滴丸、雷氏丹参片、银杏叶片、肾元胶囊、脑心通胶囊、血塞通、通心络胶囊、复方血栓通胶囊（滴丸）、大黄䗪虫丸（表3-9）。

表3-9 糖尿病肾脏疾病血瘀络阻证可选用的中成药

药品名称	药物组成	功能主治	用量用法	注意事项
芪蛭降糖胶囊	黄芪、地黄、黄精、水蛭	益气养阴，活血化瘀。用于2型糖尿病证属气阴两虚兼瘀者	口服。一次5粒，一日3次，疗程3个月	有凝血机制障碍、出血倾向者慎用，孕妇禁用
糖脉康胶囊（颗粒、片）	黄芪、地黄、赤芍、丹参、牛膝、麦冬、葛根、桑叶、黄连、黄精、淫羊藿	养阴清热，活血化瘀，益气固肾。用于糖尿病气阴两虚兼血瘀所致的倦怠乏力、气短懒言、自汗、盗汗、五心烦热、口渴喜饮、胸中闷痛、肢体麻木或刺痛、便秘、舌质红少津、舌体胖大、苔薄或花剥、或舌暗有瘀斑、脉弦细或细数、或沉涩等症及2型糖尿病并发症见上述证候者	口服。胶囊：一次6粒，一日3次 颗粒：一次1袋，一日3次 片：一次5片，一日3次	1.有严重的阻塞性冠状动脉疾病的患者，在开始应用钙通道拮抗剂治疗或加量时，会出现心绞痛发作频率、时程和/或严重性上升，或发展为急性心肌梗死，机制不明 2.由于本品逐渐产生扩血管作用，口服一般很少出现急性低血压。但本品与其他外周扩血管药物合用时仍需谨慎，特别是对于有严重主动脉瓣狭窄的患者 3.心衰患者、严重肝功能不全患者应慎用本品

药品名称	药物组成	功能主治	用量用法	注意事项
糖脉康胶囊（颗粒、片）				4.肾衰患者的起始剂量可以不变 5.本品在梗阻性肺病、代偿良好的心力衰竭、外周血管疾病、糖尿病和脂质异常疾病的患者中可以安全使用
复方丹参滴丸	丹参、三七、冰片	活血化瘀，理气止痛。用于气滞血瘀所致的胸痹，症见胸闷、心前区刺痛；冠心病心绞痛见上述证候者	口服或舌下含服。一次10丸，一日3次，4周为一个疗程；或遵医嘱	孕妇慎用
雷氏丹参片	丹参	活血化瘀，清心除烦。用于冠心病引起的心绞痛及心神不宁	口服。一次3～4片，一日3次	1.孕妇及过敏体质者慎用 2.忌食生冷、辛辣、油腻之物
银杏叶片	银杏叶提取物	活血化瘀通络。用于瘀血阻络引起的胸痹心痛、中风、半身不遂、舌强语蹇；冠心病稳定型心绞痛、脑梗死见上述证候者	口服。一次2片，一日3次；或遵医嘱	心力衰竭者，孕妇及过敏质者慎用
肾元胶囊	瓜子金、水蛭、益母草	活血化瘀，利水消肿。用于水肿属于瘀血内阻，水湿阻滞证者，以及慢性肾炎所引起的水肿、腰痛、蛋白尿、头昏、乏力等	口服。一次4～5粒，一日3次	出血者、孕妇、月经期忌服
脑心通胶囊	黄芪、赤芍、丹参、当归、川芎、桃仁、红花、乳香（制）、没药（制）、鸡血藤、牛膝、桂枝、桑枝、地龙、全蝎、水蛭	益气活血、化瘀通络。用于气虚血滞、脉络瘀阻所致中风中经络，半身不遂、肢体麻木、口眼歪斜、舌强语謇及胸痹心痛、胸闷、心悸、气短	口服。一次2～4粒，一日3次，或遵医嘱	1.孕妇禁用 2.胃病患者饭后服用

药品名称	药物组成	功能主治	用量用法	注意事项
血塞通	本品主要为五加科人参属植物三七提取的有效部位三七总皂苷，主要为人参皂苷、三七皂苷、适量赋形剂	活血祛瘀，通脉活络，抑制血小板聚集和增加脑血流量	口服，一次50～100mg，一日3次	孕妇及过敏体质者慎用
通心络胶囊	人参、水蛭、全蝎、赤芍、蝉蜕、土鳖虫、蜈蚣、檀香、降香、乳香（制）、酸枣仁（炒）、冰片	通络止痛。用于冠心病心绞痛属心气虚乏、血瘀络阻证，症见胸部憋闷、刺痛、绞痛、固定不移、心悸自汗、气短乏力、舌质紫暗或有瘀斑、脉细涩或结代。亦用于气虚血瘀络阻型中风病，症见半身不遂或偏身麻木，口舌歪斜，言语不利	口服。一次2～4粒，一日3次	1.出血性疾患，孕妇及妇女经期及阴虚火旺型中风禁用 2.服药后胃部不适者宜改为饭后服用
复方血栓通胶囊（滴丸）	三七、黄芪、丹参、玄参	活血化瘀，益气养阴。用于治疗血瘀兼气阴两虚证的视网膜静脉阻塞，症见视力下降或视觉异常，眼底瘀血征象，神疲乏力，咽干，口干等；以及用于血瘀兼气阴两虚的稳定性劳累型心绞痛，症见胸闷痛、心悸、心慌、气短乏力、心烦口干者	口服。胶囊：一次3粒，一日3次 滴丸：一次30粒，一日3次	孕妇禁服，过敏体质者慎服
大黄䗪虫丸	熟大黄、土鳖虫（炒）、水蛭（制）、虻虫（去翅足，炒）、蛴螬（炒）、干漆（煅）、桃仁、苦杏仁（炒）、黄芩、地黄、白芍、甘草	活血破瘀，通经消癥。用于瘀血内停所致的癥瘕、闭经，症见腹部肿块、肌肤甲错、面色黯黑、潮热羸瘦、经闭不行	口服。一次3g，一日1～2次	孕妇禁用，皮肤过敏者停服

另外，中药注射液也可用于糖尿病肾脏疾病的治疗，但由于安全性的问题，未纳入本指南。

9 预后

预后一般。需积极治疗原发病，控制血糖，延缓并发症进展。若蛋白尿持续增多，或血肌酐升高，则预后不良。

参考文献

1. 廖二元. 内分泌代谢病学（第 2 版下册）. 北京：人民卫生出版社.2001：1544

2. 仝小林. 糖尿病中医防治标准（草案）. 北京：科学出版社.2014：20

3. Parving HH，Lewis JB，Ravid M，et al. Prevalence and risk factors for microalbuminuria in a referred cohort of type Ⅱ diabetic patients：a global perspective. Kidney Int，2006，69（11）：2057–2063

4. 中华医学会内分泌学分会. 中国成人糖尿病肾脏病临床诊断的专家共识. 中华内分泌代谢杂志，2015，31（5）：379–385

5. 汪珊珊，陈冬，东明卫，等. 代谢综合征对 2 型糖尿病患者糖尿病肾病的影响分析.Chinese Journal of Prevention\s&\scontrol of Chronic Diseases，2011，19（5）：509–511

6. Cai G，Chen X. Etiology comorbidity and factors associated with renal function decline in Chinese chronic kidney disease patients：ASN Kidney Week 2011：November 8–13 2011.Washington DC：American Society of Nephrology，2011

7. 中华中医药学会. 糖尿病中医防治指南. 糖尿病中医防治指南解读. 中国中医药出版社，2009：148–151

8. KDOQI Clinical Practice Guideline for Diabetes and CKD：2012 Update. Am J KiDKDey Dis，2012，60（5）：850–886

9. 张涛会. 参芪降糖颗粒治疗早期糖尿病肾病的临床疗效观察. 广州中医药大学，2012

10. 季欣星，徐军建，唐晓. 系统评价百令胶囊对糖尿病肾病患者肾功能水平的影响. 湖北中医杂志，2014，36（12）：3–5

11. 唐榕，陈路佳，黄玲，等. 百令胶囊联合常规治疗早期糖尿病肾病的系统评价. 中国药业，2013，22（14）：19–23

12. 张煜敏，杨丽萍，沈波. 金水宝胶囊治疗糖尿病肾病的系统评价. 现代中西医结合杂志，2012，21（23）：2509–2512

13. 陆向然，卞肖玲. 六味地黄丸治疗糖尿病（肾阴虚证）的临床疗效. 中国医药指南，2013，11（19）：296–297

14. 倪青，姜山，肖月星，等. 芪药消渴胶囊治疗早期糖尿病肾病多中心、随机、双盲、安慰剂对照临床观察. 中国中西医结合学会.5TH 全国中西医结合内分泌代谢病学术大会暨糖尿病论坛论文集. 中国中西医结合学会：2012：5

15. 邓跃毅，陈以平，唐红，等. 肾炎康复片治疗糖尿病肾病的疗效观察. 中国中西医结合肾病杂志，2005，6（03）：151–153

16. 辛爽清. 肾炎康复片治疗糖尿病肾病 22 例疗效观察. 中国中西医结合肾病杂志，2010，11（05）：450–451

17. 杜梅仙，舒方，张必碫. 肾炎康复片对 2 型糖尿病肾病的疗效观察. 中国中西医结合肾病杂志，2007，8（10）：606-607

18. 张守琳，常天瀛，任吉祥，等. 肾炎康复片联合 ARB 类降压药治疗糖尿病肾病的 meta 分析. 中国中西医结合肾病杂志，2013，14（10）：893-896

19. 刘艳峰，郑朝霞，胡天晓. 慢肾宁合剂治疗早期糖尿病肾病的疗效观察. 临床荟萃，2014，29（07）：814-815

20. 张乐. 六味/桂附地黄丸对 DN Ⅲ 期的临床疗效研究. 南方医科大学，2012

21. 郑勇，黄达勤. 玉泉丸对早期糖尿病肾病肾损害指标的影响. 现代中药研究与实践，2005，19（2）：42-43

22. 庞军，王唯英，贺赛敏，等. 肾炎片治疗早期糖尿病肾病的临床观察. 中国中西医结合肾病杂志，2010，11（4）：345-346

23. 刘红，孙伟，顾刘宝，等. 黄葵胶囊联合 ACEI 或 ARB 类药物治疗糖尿病肾病的 Meta 分析. 中华中医药杂志，2015，30（5）：1712-1718

24. 宋雪娟. 黄葵胶囊治疗早期糖尿病肾病的疗效观察. 吉林医学，2012，33（29）：6333-6334

25. 邹洪斌，张立，杨立志. 黄葵胶囊治疗糖尿病肾病的临床疗效观察. 现代预防医学，2006，33（11）：2197-2198

26. 饶祖华，余颖，李小青，等. 芪蛭降糖胶囊治疗早期糖尿病肾病 34 例临床观察. 浙江临床医学，2008，10（7）：909-910

27. 张奕，刘海霞，程丽霞，等. 糖脉康治疗早期糖尿病肾病的临床观察. 亚太传统医药，2009，5（9）：141-142

28. 郭玉洁. 复方丹参滴丸治疗早期糖尿病肾病的临床观察. 中国民康医学，2007，19（2）：117-118

29. 吕勇，赵莉，任克军，等. 雷氏丹参片对糖尿病肾病肾损害实验指标影响的临床研究. 中成药，2007，29（3）：335-337

30. 吴佳妮. 滋阴活血法连续三年早期干预对 2 型糖尿病肾保护作用的临床研究. 南京中医药大学，2012

31. 董安民，金玉龙，焦树乎. 肾元胶囊对早期糖尿病肾病治疗作用的临床观察. 中国中西医结合肾病杂志，2007，8（9）：548-549

32. 张书申，王芳，乔苏民. 脑心通胶囊联合福辛普利治疗早期糖尿病肾病. 中西医结合心脑血管病杂志，2007，5（12）：1180-1181

33. 后立新. 血塞通治疗早期糖尿病肾病 64 例疗效观察. 中国实用医药，2009，4（24）：138-139

34. 梁社生，王礼文，冯学山. 厄贝沙坦与通心络联用对早期糖尿病肾病患者微量白蛋白尿的影响. 中国医师进修杂志，2006，29（11）：22-24

35. 刘杰. 复方血栓通胶囊对糖尿病肾病的疗效观察. 暨南大学，2011

36. 刘力，邓宏韬. 大黄䗪虫丸联合中药灌肠延缓慢性肾功能衰竭进程临床分析. 中医药通报，2008，7（05）：48-50

37. 李建生. 大黄䗪虫丸对老年糖尿病早期肾病 TXB-2 和 6-Keto-PGF-（1α）的影响. 辽宁

中医杂志，1998，25（10）：22-24

38. 张莉，梁秀文. 中药注射剂辨证配合治疗糖尿病肾病Ⅳ期临床观察. 中国民族医药杂志，2009，12（12）：10-12

39. 任芳，徐厚谦. 黄芪注射液治疗糖尿病肾病有效性及安全性的系统评价. 西部中医药，2014，27（01）：77-90

40. 毕志军. 黄芪注射液治疗糖尿病肾病 68 例疗效观察. 中西医结合心脑血管病杂志，2008，6（01）：114-115

41. 王力勇，周薇薇. 丹参注射液联合缬沙坦胶囊治疗早期糖尿病肾病临床观察. 实用中医药杂志，2014，30（12）：1082-1083

42. 刘丽，詹钊，韩冰冰. 丹参注射液治疗糖尿病肾病的系统评价. 山西医药杂志，2014，33（13）：1549-1554

43. 陆芝兰. 刺五加注射液治疗早期糖尿病肾病 64 例临床观察. 中医药导报，2007，13（07）：40-41

44. 张霞. 贝那普利联合中成药治疗糖尿病肾病疗效观察. 中医临床研究，2016，8（05）：56-57

第四章 糖尿病视网膜病变

1 范围

本《指南》规定了糖尿病视网膜病变的诊断、辨证和中成药治疗。

本《指南》适用于糖尿病视网膜病变的诊断、辨证和中成药治疗。

2 术语和定义

下列术语和定义适用于本《指南》。

糖尿病视网膜病变（diabetic retinopathy，DR）是指因长期高血糖及其他糖尿病（diabetes mellitus，DM）相关异常（高血压、高血脂等）所致，以视网膜微血管损害为特征的慢性、进行性视力损害的眼病。糖尿病视网膜病变可导致黄斑部水肿，严重者可致视网膜前和玻璃体出血，甚则视网膜剥脱，是糖尿病常见和严重的微血管并发症之一。糖尿病视网膜病变属于中医"视瞻昏渺""云雾移睛""暴盲""血灌瞳神"等范畴。

3 流行病学

糖尿病视网膜病变是糖尿病患者视力低下与致盲的主要原因，随着糖尿病患病人群的不断增加，病程逐年延长，DR 的患病率也在逐年增加。2012 年一项包括 25 项研究、22896 名糖尿病患者的 DR 患病率荟萃分析显示，全球 DR 患病率为34.6%。2009 年在我国进行的一项流行病学调查显示，糖尿病患者中，糖尿病视网膜病变患病率为 37%；10～20 年后，糖尿病视网膜病变患病率增加到 54%。2010年一项调查显示，上海地区住院 DM 患者中 DR 患病率为 23.9%。我国糖尿病视网膜病变视力损害主要原因为糖尿病黄斑水肿（diabetic macular edema，DME）和增生型糖尿病视网膜病变（proliferative diabetic retinopathy，PDR），发生率分别为23% 和 14%。

4 病因病理

4.1 中医病因病机

先天不足，五脏虚弱，脏腑亏虚则精亏液少血虚，不能上承目络；后天脾胃运化失司，功能失调，目失所养，或痰湿内生，上蒙清窍；劳倦过度，外损筋骨，内伤脏腑，综上则发为消渴目病。

消渴目病的主要病机是气血阴阳失调，以气阴两虚、肝肾不足、阴阳两虚为本，脉络瘀阻、痰浊凝滞为标。本病早期阴津亏耗，燥热偏盛。消渴日久，阴津亏耗，气血泛源，致气阴两虚，气虚不能率血上达视衣，阴血不足，视衣无以濡养，则视瞻昏渺，视力下降。病变发展，肝肾阴亏，精血津液化源不足，视衣失养日甚，则病情加重。阴虚燥热，煎熬营血，血行不畅；或津血亏虚，脉道不充；或正气虚衰，鼓动无力，血行迟滞均可导致瘀血的产生。后期阴损及阳，阴阳俱虚，痰浊内生，痰瘀互结而病情渐重。

4.2 西医病因病理

病程较长的糖尿病患者几乎都会出现不同程度的视网膜血管病变，其最早出现的眼底改变包括微血管瘤和出血。血管的改变可以发展为毛细血管无灌注，导致出血数量增加、棉絮斑和视网膜内微血管异常（intraretinal microvascular abnormality，IRMA）等临床特征。持续的无灌注最终可以导致视网膜血管的闭塞和病理性增殖，表现为视乳头或视网膜其他部位的新生血管。在 DR 的病程中，血管通透性的增加导致了视网膜增厚（水肿）。视力下降通常由于黄斑水肿、黄斑毛细血管无灌注、玻璃体积血或牵拉性视网膜脱离引起。DR 的发生发展与糖尿病的类型、病程、发病年龄及血糖控制情况等密切相关，高血压、高血脂、肾病、肥胖、吸烟等可加重 DR。

5 临床表现

5.1 症状

早期：视力稍减退或正常，目睛干涩，或眼前少许黑花飘舞，可伴神疲乏力，气短懒言，口干咽燥，自汗，便干或稀溏，舌胖嫩、紫暗或有瘀斑，脉沉细无力。

中期：视物模糊或变形，目睛干涩，可伴头晕耳鸣，腰膝酸软，肢体麻木，大便干结，舌暗红少苔，脉细涩。

晚期：视物模糊或不见，或暴盲，可伴神疲乏力，五心烦热，失眠健忘，腰酸肢冷，手足凉麻，阳痿早泄，下肢浮肿，大便溏结交替，舌淡胖少津或有瘀点，或唇舌紫暗，脉沉细无力。

5.2 体征

眼底表现包括微动脉瘤、出血、硬性渗出、棉絮斑、静脉串珠状、视网膜内微血管异常、黄斑水肿、新生血管、视网膜前出血及玻璃体积血等。

6 诊断

本病的诊断参照中华医学会糖尿病学分会《糖尿病中医防治指南》和《我国糖尿病视网膜病变临床诊疗指南（2014 年）》中糖尿病视网膜病变的诊断标准进行诊断，根据糖尿病病史、中医症状、散瞳眼底检查以及眼底荧光血管造影（fluorescence fundus angiography，FFA）等作出诊断（表 4-1）。

表 4-1 糖尿病视网膜病变（DR）国际临床分类法

建议的疾病严重程度	散瞳后检眼镜可观察的现象
无明显视网膜病变	无异常
轻度非增生性 DR	仅有微血管瘤
中度非增生性 DR	比仅有微血管瘤重，但比重度者轻
重度非增生性 DR	具有下列各项中有任何一项：①四个象限每个象限视网膜内出血数目超过 20 个；②两个以上象限有确定的视网膜串珠；③一个以上象限有明显的视网膜内微循环异常（IRMA）；④无增生性视网膜病变体征
增生性 DR	具有下列一项或多项：血管增殖，玻璃体积血，视网膜前出血

7 鉴别诊断

本病应与高血压性视网膜病变、视网膜静脉阻塞相鉴别。

7.1 急进性高血压性视网膜病变

有高血压病史，当血压急剧升高，眼底可见视网膜动脉明显变细，视网膜水肿、出血、棉絮斑，黄白色硬性渗出，在黄斑区呈环形排列。动、静脉交叉压迫现象明显，还可见视乳头水肿。

7.2 视网膜静脉阻塞

有或无高血压病史，多为单眼发病，眼底出血为浅层、火焰状，沿视网膜静脉分布，后极部多，周边逐渐减少。静脉高度扩张迂曲，呈腊肠状。

8 治疗

8.1 西医治疗原则

良好的控制血糖、血压和血脂可预防或延缓糖尿病视网膜病变的进展。

8.1.1 突发失明或视网膜脱离者须立即转诊眼科；伴有任何程度的黄斑水肿、重度非增殖性糖尿病视网膜病变（non-proliferative diabetic retinopathy，NPDR），或任何增殖性糖尿病视网膜病变（proliferative diabetic retinopathy，PDR）的糖尿病患者，应转诊到对糖尿病视网膜病变诊治有丰富经验的眼科医生。

8.1.2 激光光凝治疗能够减少高危 PDR、有临床意义的黄斑水肿及部分重度 NPDR 患者失明的风险。

8.1.3 抗血管内皮生长因子（anti-vascular endothelial growth factor，anti-VEGF）治疗可用于糖尿病性黄斑水肿患者。

8.1.4 视网膜病变不是使用阿司匹林治疗的禁忌证，该治疗不会增加视网膜出血的风险。

8.1.5 非诺贝特可减缓糖尿病视网膜病变进展、减少激光治疗需求。

8.2.1 基本原则

8.2.1.1 临证要整体辨证与眼局部辨证相结合。

8.2.1.2 有出血倾向的患者需谨慎选择活血化瘀之品，合并西药扩血管、抗凝、抗血小板聚集药物使用前需咨询相关医师。

8.2.2 辨病论治（表 4-2）

表 4-2 专门针对糖尿病视网膜病变的中成药

药品名称	药物组成	功能主治	用量用法	注意事项
芪明颗粒	黄芪、葛根、地黄、枸杞子、决明子、茺蔚子、蒲黄、水蛭	益气生津、滋养肝肾、通络明目。用于 2 型糖尿病视网膜病变单纯型，中医辨证属气阴亏虚、肝肾不足、目络瘀滞证，症见视物昏花、目睛干涩、神疲乏力、五心烦热、自汗盗汗、口渴喜饮、便秘、腰膝酸软、头晕、耳鸣	开水冲服。一次 1 袋，一日 3 次。疗程为 3～6 个月	1. 服用本药期间仍需服用基础降糖药物，以便有效地控制血糖 2. 服用本品期间应忌食辛辣油腻食物 3. 脾胃虚寒者，出现湿阻胸闷、胃肠胀满、食少便溏者，或痰多者不宜使用

续表

药品名称	药物组成	功能主治	用量用法	注意事项
				4.个别患者服药后出现ALT的轻度升高，尚不能完全排除与本品有关 5.服药期间出现胃脘不适、大便稀糖者，可停药观察 6.与大剂量养阴生津、活血化瘀中药合用，或与大剂量扩张血管药物合用，应咨询有关医师

8.2.3　分证论治（表4-3）

表4-3　糖尿病视网膜病变分证论治

证型	辨证要点	治法	中成药
气滞血瘀证	视物模糊，舌质暗红，舌底瘀	活血化瘀，行气通络	丹红化瘀口服液、复方丹参滴丸、三七通舒胶囊、脉平片、大黄䗪虫丸
气阴两虚兼血瘀证	视力下降或视觉异常、眼底瘀血征象、神疲乏力、咽干、口干	益气养阴，活血化瘀	复方血栓通胶囊（滴丸）
阴虚热盛兼血瘀证	口干口苦，眼底出血，舌红少津，苔薄白干或少苔，脉虚细数	养阴清热化瘀	和血明目片
肝肾阴虚证	目涩畏光，视物模糊，迎风流泪，舌红少苔，脉细数	滋肾，养肝，明目	明目地黄丸、杞菊地黄丸

以下内容为上表内容的详解，重点强调同病同证情况下不同中成药选用区别。

8.2.3.1　气滞血瘀证

【辨证要点】视物模糊，舌质暗红，舌底瘀。

【症状】视物模糊，目睛干涩，面色晦暗，胸闷胸痛，肌肤甲错，肢体麻木。舌脉舌质紫暗或有瘀点瘀斑，脉涩或细涩。

【治法】活血化瘀，行气通络。

【中成药】丹红化瘀口服液、复方丹参滴丸、三七通舒胶囊、脉平片、大黄䗪虫丸（表4-4）。

表 4-4　糖尿病视网膜病变气滞血瘀证可选用的中成药

药品名称	药物组成	功能主治	用量用法	注意事项
丹红化瘀口服液	丹参、当归、川芎、桃仁、红花、柴胡、枳壳	活血化瘀，行气通络。用于气滞血瘀引起的视物模糊；视网膜中央静脉阻塞症的吸收期	口服。一次1～2支，一日3次，用时摇匀	1. 有出血倾向者、视网膜中央静脉阻塞出血期患者以及孕妇禁用 2. 阴虚阳亢者慎用，个别患者服药后出现口干舌燥症状 3. 用药期间应定期检查出、凝血时间
复方丹参滴丸	丹参、三七、冰片	活血化瘀，理气止痛。用于气滞血瘀所致的胸痹，症见胸闷、心前区刺痛；冠心病心绞痛见上述证候者	口服或舌下含服。一次10丸，一日3次，4周为一个疗程；或遵医嘱	偶见胃肠道不适，孕妇慎用
三七通舒胶囊	三七三醇皂苷	活血化瘀，活络通脉，改善脑梗塞、脑缺血功能障碍，恢复缺血性脑代谢异常，抗血小板聚集，防止血栓形成，改善微循环，降低全血黏度，增强颈动脉血流量。	口服。一次一粒，一日3次，4周为一个疗程	1. 个别患者服药后可出现恶心 2. 孕妇禁用，产妇慎用 3. 脑出血禁用 4. 出血性中风在出血期间忌用，对出血后的瘀血症状要慎用
脉平片[16]	银杏叶提取物、维生素C、芦丁、何首乌、当归	活血化瘀。用于瘀血闭阻的胸痹、心痛病，症见胸闷、胸痛、心悸、舌暗或有瘀斑等，以及冠心病，心绞痛，高脂血症见上述症状者	口服。一次4片，一日3次	1. 偶见食欲减退、便稀、腹胀等 2. 孕妇忌服
大黄䗪虫丸	熟大黄、土鳖虫（炒）、水蛭（制）、虻虫（去翅足，炒）、蛴螬（炒）、干漆（煅）、桃仁、苦杏仁（炒）、黄芩、地黄、白芍、甘草	活血破瘀，通经消癥。用于瘀血内停所致的癥瘕、闭经，症见腹部肿块、肌肤甲错、面色暗黑、潮热羸瘦、经闭不行	口服。一次3g，一日1～2次	孕妇禁用，皮肤过敏者停服

8.2.3.2 气阴两虚兼血瘀证

【辨证要点】视力下降或视觉异常、眼底瘀血征象、神疲乏力、咽干、口干。

【症状】视物模糊，目睛干涩，或视物变形，或眼前黑花飘舞，神疲乏力，气短懒言，口干咽燥，自汗，便干或稀溏，舌胖嫩、紫暗或有瘀斑，脉沉细无力。

【治法】益气养阴，活血化瘀。

【中成药】复方血栓通胶囊（滴丸）（表4-5）。

表4-5 糖尿病视网膜病变气阴两虚兼血瘀证可选用的中成药

药品名称	药物组成	功能主治	用量用法	注意事项
复方血栓通胶囊（滴丸）	三七、黄芪、丹参、玄参	活血化瘀，益气养阴。用于血瘀兼气阴两虚证的视网膜静脉阻塞，症见视力下降或视觉异常、眼底瘀血征象、神疲乏力、咽干、口干；以及用于血瘀兼气阴两虚的稳定性劳累型心绞痛，症见胸闷、胸痛、心悸、心慌、气短、乏力、心烦、口干	口服。胶囊：一次3粒，一日3次 滴丸：一次30粒，一日3次	孕妇慎用

8.2.3.3 阴虚热盛兼血瘀证

【辨证要点】口干口苦，眼底出血，舌红少津，苔薄白干或少苔，脉虚细数。

【症状】视物模糊，眼底出血，口渴多饮，口干咽燥，消谷善饥，大便干结，小便黄赤；舌质红，苔薄白或少苔，脉细数。

【治法】养阴清热化瘀。

【中成药】和血明目片（表4-6）。

表4-6 糖尿病视网膜病变阴虚热盛兼血瘀证可选用的中成药

药品名称	药物组成	功能主治	用量用法	注意事项
和血明目片	蒲黄、丹参、地黄、墨旱莲、菊花、黄芩（炭）、决明子、车前子、茺蔚子、女贞子、夏枯草、龙胆、郁金、木贼、赤芍、牡丹皮、山楂、当归、川芎	凉血止血、滋阴化瘀、养肝明目。用于阴虚肝旺，热伤络脉所引起的眼底出血	口服。一次5片，一日3次	孕妇忌用

8.2.3.4 肝肾阴虚证

【辨证要点】目涩畏光，视物模糊，迎风流泪，舌红少苔，脉细数。

【症状】视物模糊，目睛干涩，畏光，迎风流泪，头晕耳鸣，腰膝酸软，肢体麻木，大便干结，舌暗红少苔，脉细数。

【治法】滋肾，养肝，明目。

【中成药】明目地黄丸、杞菊地黄丸（表4-7）。

表4-7　糖尿病视网膜病变肝肾阴虚证可选用的中成药

药品名称	药物组成	功能主治	用量用法	注意事项
明目地黄丸	熟地黄、山茱萸（制）、牡丹皮、山药、茯苓、泽泻、枸杞子、菊花、当归、白芍、蒺藜、石决明（煅）	滋肾，养肝，明目。用于肝肾阴虚，目涩畏光，视物模糊，迎风流泪	口服。①大蜜丸一次1丸，一日2次；②浓缩丸一次8～10丸，一日3次	1.忌烟、酒、辛辣刺激性食物 2.感冒时不宜服用；儿童、孕妇、哺乳期妇女、年老体弱、脾虚便溏者应在医师指导下服用 3.平时有头痛、眼胀、虹视或青光眼等症状的患者应去医院就诊 4.用药后如视力下降明显应去医院就诊 5.服药2周症状无缓解，应去医院就诊
杞菊地黄丸	熟地黄、山黄肉、干山药、泽泻、牡丹皮、茯苓（去皮）、枸杞子、菊花	滋肾养肝明目。肝肾阴虚证。两目昏花，视物模糊，或眼睛干涩，迎风流泪等	口服。①水蜜丸一次6g，一日2次；②小蜜丸一次9g，一日2次；③大蜜丸一次1丸，一日2次；④浓缩丸一次8丸，一日3次	1.忌不易消化食物 2.感冒发热患者不宜服用 3.服药4周症状无缓解，应去医院就诊

9　预后

预后一般。糖尿病视网膜病变的发病机制至今尚未完全阐明且尚无有效的治愈方法，但研究认为糖尿病患者在发病初期应该严格控制血糖，积极治疗高血压高血脂，早期行眼底检查及 FFA 检查，并定期随访，及早发现 DR 和 DM，及时进行治疗，能够阻止或推迟 DR 的发生和发展。若进展至玻璃体出血甚至视网膜脱落，预后多不良。

参考文献

1. 廖二元．内分泌代谢病学（第2版下册）．北京：人民卫生出版社，2001：1557

2. 仝小林．糖尿病中医防治标准（草案）．北京：科学出版社，2014：28

3. Yau J W Y，Rogers S L，Kawasaki R，et al. Global Prevalence and Major Risk Factors of Diabetic Retinopathy. Diabetes Care，2012，35（3）：556-564

4. Xie X，Xu L J，Wang Y. Prevalence of diabetic retinopathy among subjects with known diabetes in China：The Beijing Eye Study. European Journal of Ophthalmology，2009，19（1）：91-99

5. 陆帅 .2 型糖尿病视网膜病变相关因素分析 . 中国糖尿病杂志，2010，18（6）：462-463

6. Porta M，Maldari P，Mazzaglia F.New approaches to the treatment of diabetic retinopathy. Diabetes Obesity & Metabolism，2011，13（9）：784-790

7. 段俊国，金明，接传红 . 糖尿病视网膜病变中医防治指南 . 中国中医药现代远程教育，2011（4）：154-155

8. 仝小林 . 糖尿病中医防治指南解读 . 北京：中国中医药出版社，2009：25

9. 中华医学会眼科学会眼底病学组 . 我国糖尿病视网膜病变临床诊疗指南 . 中华眼科杂志，2014，50（11）：851-864

10. 中华医学会糖尿病学分会 . 中国 2 型糖尿病防治指南（2013 年版）. 中国糖尿病杂志，2014，22（08）：2-42

11. Luo XX，Duan JG，Liao PZ，et al. Effect of qiming granule on retinal blood circulation of diabetic retinopathy：a multicenter clinical trial. Chin J Integr Med. 2009：15（5）：384-388

12. 朱惠明，江玉，李玲，等 . 丹红化瘀口服液治疗单纯型糖尿病视网膜病变 . 中国实验方剂学杂志，2013，19（17）：320-323

13. Lian F，Wu L，Tian J，et al. The effectiveness and safety of a danshen containing Chinese herbal medicine for diabetic retinopathy：a randomized，double blind，placebo controlled multicenter clinical trial. J Ethnopharmacol.2015（164）：71-77

14. 陈超，侯凯健，许旭昀 . 三七通舒胶囊治疗 2 型糖尿病合并单纯性视网膜病变的临床观察 . 光明中医，2009，24（7）：1254-1255

15. 宋凤志 . 阿司匹林与中成药合用治疗单纯性糖尿病视网膜病变 50 例 . 中医杂志，2011，52（S1）：156-157

16. 潘卓文，张绍芬，李从谊 . 大黄䗪虫胶囊治疗非增生期糖尿病视网膜病变的疗效观察 . 北方药学，2014，11（7）：40-41

17. 何丽琴，毛羽佳，蒋道源，等 . 激光联合复方血栓通胶囊及施图伦滴眼液治疗糖尿病性视网膜黄斑病变 . 中国社区医师（医学专业），2011，13（27）：141-142

18. 许家骏，梅冰逸，张南 . 复方血栓通对早期糖尿病视网膜病变的疗效观察 . 中华中医药杂志，2012，27（12）：3247-3249

19. 陈永志，莫元外，李春北 . 复方血栓通口服联合光凝与单用光凝比较治疗糖尿病视网膜病变疗效的 Meta 分析 . 华西医学，2015，30（9）：1-5

20. 马红霞，刘静，刘光辉 . 复方血栓通胶囊对非增殖性糖尿病视网膜病变患者视网膜微循环的影响 . 中华中医药杂志，2016，31（4）：1490-1493

21. 杜晶，李诗国，吕艳叶 . 和血明目片治疗糖尿病视网膜病变临床观察 . 浙江中西医结合杂志，2015，25（12）：1140-1141

22. 宋茹 . 明目地黄丸对糖尿病视网膜病变的疗效 . 中医临床研究，2013，5（11）：36-37

23. 王柔钧 . 中药联合视网膜光凝治疗糖尿病视网膜病变Ⅳ期（肝肾阴虚兼血瘀型）临床研究 . 云南中医学院，2012

第五章 糖尿病周围神经病变

1 范围

本《指南》规定了糖尿病周围神经病变的诊断、辨证和中成药添加症状。

本《指南》适用于糖尿病周围神经病变的诊断、辨证和中成药治疗。

2 术语和定义

下列术语和定义适用于本《指南》。

糖尿病周围神经病变（diabetic peripheral neuropathy，DPN）是指在排除其他原因的情况下，糖尿病（diabetes mellitus，DM）患者出现周围神经功能障碍相关的症状和（或）体征，如糖尿病远端对称性多发性神经病变（diabetic sensorimotor peripheral neuropathy，DSPN）是具有代表性的糖尿病神经病变。无症状的糖尿病神经病变，依靠体征筛查或神经电生理检查方可诊断。糖尿病周围神经病变是糖尿病所致神经病变中最常见的一种，属于中医"血痹""麻木""痿证"等范畴。

3 流行病学

糖尿病周围神经病变是糖尿病最常见的慢性并发症之一，由于缺乏统一的诊断标准和检测方法，其患病率有较大差异，在 10% ～ 96% 之间，另有文献显示其发病率为 50% ～ 80% 左右。通常糖尿病病程在 10 年以上的患者，常有明显的临床糖尿病神经病变，其发生风险与糖尿病的病程、血糖控制不佳等相关。

4 病因病理

4.1 中医病因病机

糖尿病周围神经病变的病因多与禀赋不足、饮食失常、情志失调、劳欲过度等引起，多由于糖尿病日久，耗伤气阴，阴阳气血亏虚，血行瘀滞，脉络痹阻所致，属本虚标实证。病位在肌肤、筋肉、脉络，内及肝、肾、脾等脏腑，以气血阴阳亏虚为本，痰瘀阻络为标。

4.2 西医病因病理

本病的主要临床特征为四肢远端感觉、运动障碍，表现为肢体麻木、挛急疼痛、肌肉无力和萎缩、腱反射减弱或消失等。按临床表现分为双侧对称性多发神经病变及单侧非对称性多发神经病变。早期呈相对可逆性，后期发展为顽固性难治性神经损伤。发病机制目前尚未完全清楚，普遍认为其发生与血管病变、代谢紊乱导致的毒性作用、神经生长因子减少、遗传因素、自身免疫功能及血液流变学改变等多种因素相互作用有关。

5 临床表现

5.1 症状

临床主要表现为麻、凉、痛等临床症状。有感觉神经和运动神经障碍的临床表现，通常为对称性，下肢较上肢严重。早期先出现感觉神经障碍的临床表现，首先出现肢端感觉异常，分布如袜子或手套状，伴麻木、针刺、灼热或如踏棉垫感，有时伴有痛觉过敏。随后有肢痛，呈隐痛、刺痛或烧灼样痛，夜间及寒冷季节加重。晚期则出现运动神经障碍的临床表现：肌张力减弱，肌力减弱以致肌萎缩和瘫痪。肌萎缩多见于手、足小肌肉和大腿肌。

5.2 体征

早期腱反射亢进，后期减弱或消失，震动感减弱或消失，触觉和温度觉亦有不同程度降低。

6 诊断

6.1 诊断标准

①明确的糖尿病病史；②诊断糖尿病时或之后出现的神经病变；③临床症状和体征与 DPN 的表现相符；④有临床症状（疼痛、麻木、感觉异常等）者，5 项检查（踝反射、针刺痛觉、震动觉、压力觉、温度觉）中任 1 项异常；无临床症状者，5 项检查中任 2 项异常，临床诊断为 DPN。

糖尿病远端对称性多发性神经病变的临床诊断：主要根据临床症状，如疼痛、麻木、感觉异常等。临床诊断有疑问时，可以做神经传导功能检查等。

6.2 诊断分层

确诊：有糖尿病远端对称性多发性神经病变的症状或体征，同时存在神经传导功能异常；临床诊断：有糖尿病远端对称性多发性神经病变的症状及 1 项体征为阳性，或无症状但有 2 项以上（含 2 项）体征为阳性；疑似：有糖尿病远端对称性多发性神经病变的症状但无体征或无症状但有 1 项体征阳性；亚临床：无症状和体征，仅存在神经传导功能异常。

7 鉴别诊断

应与其他原因引起的多发性神经炎相鉴别。

7.1 中毒性末梢神经炎

常有药物中毒或农药接触史，疼痛症状较突出。

7.2 感染性多发性神经根神经炎

常呈急性或亚急性起病，病前多有呼吸道或肠道感染史，表现为四肢对称性弛缓性瘫痪，运动障碍重，感觉障碍轻，1～2 周后有明显的肌萎缩。脑脊液蛋白定量增高，细胞数正常或增高。

7.3 结节性多动脉炎

病变累及四肢者，肢端疼痛，可伴其他器官损害症状，常见为发热、皮疹、肌肉和关节疼痛、肾小球肾炎等，皮肤和肌肉活检可明确诊断。

7.4 脊髓空洞症

发病缓慢，有分离性感觉障碍、手部萎缩麻痹与营养障碍，以及下肢的锥体束征。

8 治疗

8.1 西医治疗原则

8.1.1 对因治疗

①血糖控制：细胞内过多的葡萄糖会激活细胞内一个或多个代谢葡萄糖的通

路，因此长期的高血糖导致包括DPN在内的糖尿病并发症的发生。积极严格地控制高血糖并保持血糖稳定是预防和治疗DPN的最重要措施。开始越早，治疗效果越明显。②神经修复：DPN的神经损伤通常伴有节段性脱髓鞘和轴突变性。主要通过增强神经细胞内核酸、蛋白质以及磷脂的合成，刺激轴突再生、促进神经修复。常用药如甲钴胺、生长因子等。③抗氧化应激：氧化应激是机体在高糖、缺血缺氧等损伤因素的作用下，体内产生的高活性分子如活性氧过多或清除减少导致的组织损伤。通过抑制脂质过氧化，增加神经营养血管的血流量，增加神经 Na^+–K^+–ATP酶活性，保护血管内皮功能。常用药如硫辛酸等。④改善微循环：周围神经血流减少是导致DPN发生的一个重要因素。通过扩张血管、改善血液高凝状态和微循环，提高神经细胞的血氧供应，可有效改善DPN的临床症状。常用药如前列腺素E1、贝前列素钠、西洛他唑、己酮可可碱、胰激肽原酶、钙拮抗剂和活血化瘀类中药等。⑤改善代谢紊乱：通过抑制醛糖还原酶、糖基化产物、蛋白激酶C、氨基己糖通路、血管紧张素转化酶而发挥作用。如醛糖还原酶抑制剂依帕司他等。⑥其他：如神经营养，包括神经营养因子、肌醇、神经节苷酯和亚麻酸等。

8.1.2 对症治疗

治疗痛性糖尿病神经病变的药物有：抗惊厥药（普瑞巴林、加巴喷丁、丙戊酸钠和卡马西平）、抗忧郁药物（度洛西汀、阿米替林、丙米嗪、西肽普兰等）、阿片类药物（曲马多和羟考酮）和辣椒素（capsaicin）等。

8.2 中成药用药方案

8.2.1 基本原则

活血化瘀之法贯穿糖尿病周围神经病变治疗的始终。

8.2.2 辨病论治（表5-1）

表 5-1 专门针对糖尿病周围神经病变的中成药

药品名称	药物组成	功能主治	用量用法	注意事项
木丹颗粒	黄芪、延胡索（醋制）、三七、赤芍、丹参、川芎、红花、苏木、鸡血藤	益气活血，通络止痛。用于治疗糖尿病性周围神经病变属气虚络阻证，临床表现为四肢末梢及躯干部麻木、疼痛及感觉异常；或见肌肤甲错、面色晦暗、倦怠乏力、神疲懒言、自汗等	口服。饭后半小时用，用温开水冲服。一次1袋，一日3次。4周为一疗程，可连续服用两个疗程	本品适用于血糖得到有效控制（空腹血糖≤8mmol/L、餐后2小时血糖≤11mmol/L）的糖尿病性周围神经病变患者
消渴通脉口服液	黄芪、地黄、白芍、麦冬、葛根、丹参、水蛭、黄芩、黄连、玄参、川芎、川牛膝	益气养阴清热，活血化瘀通络。主治消渴病，气阴两虚兼血瘀证。症见倦怠、乏力、口干、肢体麻木、疼痛，甚则青紫溃疡等。用于2型糖尿病周围神经病变	口服。一次20mL，一日3次	1.临床试验中，个别病例出现胃脘疼痛、大便次数增多、大便清稀等症状 2.孕妇慎用

8.2.3 分证论治（表 5-2）

表 5-2 糖尿病周围神经病变分证论治

证型	辨证要点	治法	中成药
瘀血阻络证	手足麻木，肢体刺痛；舌质淡暗，或有瘀点，苔薄白，脉细涩	活血化瘀，行气通络	复方丹参滴丸、银杏叶片、杏灵颗粒、血塞通
气虚血瘀证	手足麻木，如有蚁行，肢末时痛，多呈刺痛，下肢为主，入夜痛甚；气短乏力，神疲倦怠，自汗畏风，易于感冒，舌质淡暗，或有瘀点，苔薄白，脉细涩	益气活血	糖脉康胶囊（颗粒、片）、脑心通、通心络胶囊、参芪降糖颗粒（胶囊、片）、津力达颗粒、通脉降糖胶囊
阳虚寒凝证	肢体麻木不仁，四末冷痛，得温痛减，遇寒痛增，下肢为著，入夜更甚；乏力懒言，神疲倦怠，畏寒怕冷，舌质暗淡或有瘀点，苔白滑，脉沉紧	健脾温阳，活血通络	刺五加片
阴虚血瘀证	腿足挛急，肢体麻木，酸胀疼痛，或肢体灼热；五心烦热，失眠多梦，皮肤干燥，腰膝酸软，头晕耳鸣；口干少饮，多有便秘，舌质嫩红或暗红，苔花剥少津，脉细数或细涩	滋阴活血	蒲参胶囊
痰瘀阻络证	麻木不仁，常有定处，足如踩棉，肢体困倦，头重如裹，昏蒙不清，体多肥胖，口黏乏味，胸闷纳呆，腹胀不适，大便黏滞。舌质紫暗，舌体胖大有齿痕，苔白厚腻，脉沉滑或沉涩	化痰活血	天丹通络胶囊
肝肾亏虚证	肢体痿软无力，肌肉萎缩，甚者痿废不用，腰膝酸软，骨松齿摇，头晕耳鸣，舌质淡，少苔或无苔，脉沉细无力	滋阴补肾	六味地黄胶囊（丸、颗粒）

以下内容为上表内容的详解，重点强调同病同证情况下不同中成药选用区别。

8.2.3.1 瘀血阻络证

【辨证要点】手足麻木，肢体刺痛。

【症状】手足麻木，肢体刺痛，疼痛固定不移，入夜更甚；舌质淡暗，或有瘀点，苔薄白，脉细涩。

【治法】活血化瘀，行气通络。

【中成药】复方丹参滴丸、银杏叶片、杏灵颗粒、血塞通（表5-3）。

表 5-3   糖尿病周围神经病变瘀血阻络证可选用的中成药

药品名称	药物组成	功能主治	用量用法	注意事项
复方丹参滴丸	丹参、三七、冰片	活血化瘀，理气止痛。用于气滞血瘀所致的胸痹，症见胸闷、心前区刺痛；冠心病心绞痛见上述证候者	口服或舌下含服。一次10丸，一日3次，4周为一个疗程；或遵医嘱	孕妇慎用
银杏叶片	银杏叶提取物	活血化瘀通络。用于瘀血阻络引起的胸痹心痛、中风、半身不遂、舌强语謇；冠心病稳定型心绞痛、脑梗死见上述证候者	口服。一次2片，一日3次；或遵医嘱	心力衰竭者、孕妇及过敏质者慎用
杏灵颗粒	银杏叶的提取物银杏酮酯经加工制成的颗粒	活血化瘀。用于血瘀引起的胸痹（冠心病、心绞痛）及血瘀型轻度脑动脉硬化引起的眩晕	口服。一次1袋，一日3次	1.心力衰竭者、孕妇及过敏体质者慎用 2.个别患者服药后出现胃部不适、恶心
血塞通	本品主要为五加科人参属植物三七提取的有效部位三七总皂苷，主要为人参皂苷、三七皂苷、适量赋形剂	活血祛瘀，通脉活络，抑制血小板聚集和增加脑血流量。用于脑络瘀阻，中风偏瘫，心脉瘀阻，胸痹心痛；脑血管病后遗症，冠心病心绞痛属上述证候者	口服。一次50～100mg，一日3次	孕妇及过敏体质者慎用

8.2.3.2 气虚血瘀证

【辨证要点】手足麻木，如有蚁行，肢末时痛；气短乏力，神疲倦怠。

【症状】手足麻木，如有蚁行，肢末时痛，多呈刺痛，下肢为主，入夜痛甚；气短乏力，神疲倦怠，自汗畏风，易于感冒，舌质淡暗，或有瘀点，苔薄白，脉细涩。

【治法】益气活血。

【中成药】糖脉康胶囊（颗粒、片）、脑心通、通心络胶囊、参芪降糖颗粒（胶囊、片）、津力达颗粒、通脉降糖胶囊（表 5-4）。

表 5-4　糖尿病周围神经病变气虚血瘀证可选用的中成药

药品名称	药物组成	功能主治	用量用法	注意事项
糖脉康胶囊（颗粒、片）	黄芪、地黄、赤芍、丹参、牛膝、麦冬、葛根、桑叶、黄连、黄精、淫羊藿	养阴清热，活血化瘀，益气固肾。用于糖尿病气阴两虚兼血瘀所致的倦怠乏力、气短懒言、自汗、盗汗、五心烦热、口渴喜饮、胸中闷痛、肢体麻木或刺痛、便秘、舌质红少津、舌体胖大、苔薄或花剥、或舌暗有瘀斑、脉弦细或细数、或沉涩等症及 2 型糖尿病并发症见上述证候者	口服。胶囊：一次 6 粒，一日 3 次 颗粒：一次 1 袋，一日 3 次 片：一次 5 片，一日 3 次	孕妇慎服或遵医嘱
脑心通	黄芪、赤芍、丹参、当归、川芎、桃仁、红花、乳香（制）、没药（制）、鸡血藤、牛膝、桂枝、桑枝、地龙、全蝎、水蛭	益气活血，化瘀通络。用于气虚血滞、脉络瘀阻所致中风中经络，半身不遂、肢体麻木、口眼歪斜、舌强语謇及胸痹心痛、胸闷、心悸、气短；脑梗塞、冠心病心绞痛属上述证候者	口服。一次 2～4 粒，一日 3 次，或遵医嘱	胃病患者饭后服用
通心络胶囊	人参、水蛭、全蝎、赤芍、蝉蜕、土鳖虫、蜈蚣、檀香、降香、乳香（制）、酸枣仁（炒）、冰片	通络止痛。用于冠心病心绞痛属心气虚乏、血瘀络阻症，症见胸部憋闷、刺痛、绞痛、固定不移、心悸自汗、气短乏力、舌质紫暗或有瘀斑、脉细涩或结代。亦用于气虚血瘀络阻型中风病，症见半身不遂或偏身麻木，口舌歪斜，言语不利	口服。一次 2～4 粒，一日 3 次	1. 出血性疾患，孕妇及妇女经期及阴虚火旺型中风禁用 2. 个别患者用药后可出现胃部不适或胃痛 3. 服药后胃部不适者宜改为饭后服用

药品名称	药物组成	功能主治	用量用法	注意事项
参芪降糖颗粒（胶囊、片）	人参茎叶皂苷、五味子、黄芪、山药、地黄、覆盆子、麦冬、茯苓、天花粉、泽泻、枸杞子	益气养阴，滋脾补肾。主治消渴症，用于2型糖尿病	口服。颗粒：一次1g，一日3次，1个月为一疗程。效果不显著或治疗前症状较重者，每次用量可达3g，一日3次 胶囊：一次3粒，一日3次，1个月为一疗程。治疗前症状较重者，每次用量可达8粒，一日3次 片：一次3片，一日3次，1个月为一个疗程，效果不显著或治疗前症状较重者，每次用量可达8片，一日3次	有实热证者禁用，待实热证退后可以用
津力达颗粒	人参、黄精（制）、苍术（炒）、苦参、麦冬、地黄、何首乌（制）、山茱萸、茯苓、佩兰、黄连、知母、淫羊藿（炙）、丹参、葛根、荔枝核、地骨皮	益气养阴，健脾运津。用于2型糖尿病气阴两虚证，症见口渴多饮，消谷易饥，尿多，形体渐瘦，倦怠乏力，自汗盗汗，五心烦热，便秘等	开水冲服。一次1袋，一日3次。8周为一疗程，或遵医嘱。对已经使用西药患者，可合并使用本品，并根据血糖情况，酌情调整西药用量	1.忌食肥甘厚味、油腻食物 2.孕妇慎用
通脉降糖胶囊	黄芪、太子参、玄参、葛根、山药、苍术、冬葵果、黄连、丹参、水蛭、绞股蓝	养阴清热、清热活血。用于气阴两虚，脉络瘀阻所致的消渴病（糖尿病），症见神疲乏力，肢麻疼痛，头晕耳鸣，自汗等	口服。一次3粒，一日3次	尚不明确

8.2.3.3 阳虚寒凝证

【辨证要点】肢体麻木不仁，四末冷痛，下肢为著；乏力懒言，神疲倦怠，畏寒怕冷。

【症状】肢体麻木不仁，四末冷痛，得温痛减，遇寒痛增，下肢为著，入夜更甚；乏力懒言，神疲倦怠，畏寒怕冷，舌质暗淡或有瘀点，苔白滑，脉沉紧。

【治法】健脾温阳，活血通络。

【中成药】刺五加片（表5-5）。

表5-5 糖尿病周围神经病变阳虚寒凝证可选用的中成药

药品名称	药物组成	功能主治	用量用法	注意事项
刺五加片	刺五加浸膏，辅料为淀粉	益气健脾，补肾安神。用于脾肾阳虚，体虚乏力，食欲不振，腰膝酸痛，失眠多梦	口服。一次2~3片，一日2次	1.忌不易消化食物 2.感冒发热患者不宜服用 3.服药4周症状无缓解，应去医院就诊

8.2.3.4 阴虚血瘀证

【辨证要点】腿足挛急，肢体麻木，或肢体灼热；口干少饮，多有便秘。

【症状】腿足挛急，肢体麻木，酸胀疼痛，或肢体灼热；五心烦热，失眠多梦，皮肤干燥，腰膝酸软，头晕耳鸣；口干少饮，多有便秘，舌质嫩红或暗红，苔花剥少津，脉细数或细涩。

【治法】滋阴活血。

【中成药】蒲参胶囊（表5-6）。

表5-6 糖尿病周围神经病变阴虚血瘀证可选用的中成药

药品名称	药物组成	功能主治	用量用法	注意事项
蒲参胶囊	何首乌、蒲黄、丹参、川芎、赤芍、山楂、泽泻、党参	活血祛瘀，滋阴化浊。用于高脂血症的血瘀证。症见头晕目眩、头部刺痛、胸部刺痛、胸闷憋气、心悸怔忡、肢体麻木；舌质紫暗或有瘀点，脉象细涩	口服。一次4粒，一日3次	少数患者服药后胃脘部不适，恶心，腹胀，腹泻，纳呆，口干等

8.2.3.5 痰瘀阻络证

【辨证要点】麻木不仁，常有定处，足如踩棉，肢体困倦，头重如裹。

【症状】麻木不仁，常有定处，足如踩棉，肢体困倦，头重如裹，昏蒙不清，体多肥胖，口黏乏味，胸闷纳呆，腹胀不适，大便黏滞。舌质紫暗，舌体胖大有齿痕，苔白厚腻，脉沉滑或沉涩。

【治法】化痰活血。

【中成药】天丹通络胶囊（表 5-7）。

表 5-7　糖尿病周围神经病变痰瘀阻络证可选用的中成药

药品名称	药物组成	功能主治	用量用法	注意事项
天丹通络胶囊	川芎、豨莶草、丹参、水蛭、天麻、槐花、石菖蒲、人工牛黄、黄芪、牛膝	活血通络，息风化痰。用于中风中经络，风痰瘀血痹阻脉络，症见半身不遂、偏身麻木、口舌歪斜、语言謇塞；脑梗死急性期、恢复早期见上述证候者	口服。一次 5 粒，一日 3 次	禁食生冷、辛辣、油腻食物

8.2.3.6　肝肾亏虚证

【辨证要点】肢体痿软无力，肌肉萎缩，腰膝酸软。

【症状】肢体痿软无力，肌肉萎缩，甚者痿废不用，腰膝酸软，骨松齿摇，头晕耳鸣，舌质淡，少苔或无苔，脉沉细无力。

【治法】滋阴补肾。

【中成药】六味地黄胶囊（丸、颗粒）（表 5-8）。

表 5-8　糖尿病周围神经病变肝肾亏虚证可选用的中成药

药品名称	药物组成	功能主治	用量用法	注意事项
六味地黄胶囊（丸、颗粒）	熟地黄、酒萸肉、牡丹皮、山药、茯苓、泽泻	滋阴补肾。用于肾阴亏损，头晕耳鸣，腰膝酸软，骨蒸潮热，盗汗遗精，消渴	口服。胶囊：规格 1 每粒 0.3g，一次 1 粒，一日 2 次。规格 2 每粒 0.5g，一次 2 粒，一日 2 次丸：①水丸一次 5g，一日 2 次；②小蜜丸一次 9g，一日 2 次；③水蜜丸，一次 6g，一日 2 次；④大蜜丸一次 1 丸，一日 2 次颗粒：开水冲服，一次 1 袋，一日 3 次	1.服药期间出现食欲不振，胃脘不适，大便稀，腹痛等症状时，应去医院就诊 2.服药 2 周后症状未改善，应去医院就诊

另外，中药注射液也可用于糖尿病周围神经病变的治疗，但由于安全性的问题，未纳入本指南。

9　预后

预后一般。糖尿病周围神经病变患者因丧失痛温觉及微循环改变可导致各类外伤及糖尿病足等。应积极早期干预以延缓病情的进一步发展。

参考文献

1. 中华医学会糖尿病学分会. 中国 2 型糖尿病防治指南（2013 年版）. 中国糖尿病杂志，2014，22（8）：2-42

2. 庞国明，闫镛，郑晓东. 糖尿病周围神经病变中医防治指南. 中国中医药现代远程教育，2011，9（22）：119-121

3. 施晓红. 糖尿病周围神经病变发病机制研究. 上海医药，2016，37（2）：3-7

4. 董明，闻梓钧，宋艳琴，等. 木丹颗粒治疗糖尿病周围神经病变的疗效观察. 辽宁中医杂志，2015，42（7）：1278-1279

5. 邢清，母义明，陈康，等. 木丹颗粒联合甲钴胺治疗糖尿病周围神经病变的临床观察. 中国糖尿病杂志，2014，22（8）：715-717

6. 国家药典委员会. 中华人民共和国药典（2015 年版一部）. 北京：中国医药科技出版社. 2015.6

7. 何立明，何立华，栾玉杰，等. 复方丹参滴丸治疗糖尿病周围神经病变 70 例临床分析. 北华大学学报（自然科学版），2014，15（4）：507-510

8. 田秀娟，刘玉佳，赫广玉，等. 复方丹参滴丸治疗糖尿病周围神经病变的效果. 中国老年学杂志，2016，36（7）：1621-1623

9. 辛月颖. 银杏叶提取物治疗糖尿病周围神经病变 60 例分析. 实用中医内科杂志，2005，19（3）：270-271

10. 王宪，高效斗，丁建萍，等. 杏灵颗粒治疗糖尿病周围神经病变 30 例观察. 实用中医药杂志，2002，18（5）：34

11. 魏立新，顾德新. 甲钴胺联合血塞通治疗糖尿病周围神经病变的临床观察. 中国医学创新，2011，8（7）：162-163

12. 朱章志，张萌，谢欣颖，等. 糖脉康颗粒干预糖尿病周围神经病变疗效及安全性的系统评价. 国家中医药管理局、厦门市人民政府. 第十五次全国中医糖尿病大会论文集. 国家中医药管理局、厦门市人民政府：2014：11

13. 张薇薇. 步长脑心通联合西药治疗糖尿病周围神经病变随机平行对照研究. 实用中医内科杂志，2015，29（11）：102-104

14. 黄培基，毛小红，王燕萍，等. 脑心通及弥可保干预对不同中医证型糖尿病周围神经病变电生理的影响. 中国中西医结合杂志，2011，31（8）：1051-1056

15. 李运芝. 通心络联合甲钴胺治疗糖尿病周围神经病变疗效观察. 临床荟萃，2010，25（4）：342-343

16. 卢益丽. 通心络胶囊治疗糖尿病周围神经病变 37 例临床观察. 浙江中医杂志，2014，49（12）：926

17. 李骏. 通心络治疗糖尿病周围神经病变的疗效观察. 广西医科大学学报，2001，18（5）：681-682

18. 郑彬丽，倪青，李素那，等. 参芪降糖颗粒联合甲钴胺片治疗气阴两虚型糖尿病周围神经病变的临床研究. 感染、炎症、修复，2013，14（4）：195-200

19. 李宏春，魏克民. 津力达颗粒联合依帕司他片治疗糖尿病周围神经病变临床观察. 浙江中医杂志，2013，48（5）：338-339

20. 张爱旗，王会芳，李志茹. 通脉降糖胶囊治疗糖尿病周围神经病变临床观察. 现代中西医结合杂志，2012，21（10）：1077-1080

21. 吴安瑜，郭殿武，王丽霞，等. 刺五加治疗糖尿病神经病变66例疗效观察. 临床荟萃，1997，12（7）：300

22. 周路，周卫惠. 蒲参胶囊治疗糖尿病周围神经病变38例临床观察. 临床荟萃，2013，28（4）：400-402

23. 吴江，徐业. 针药联合治疗糖尿病周围神经病变的临床观察. 中医临床研究，2014，8（35）：9-11

24. 江军亮. 六味地黄丸合通心络胶囊治疗糖尿病周围神经病变临床观察. 中国中西医结合学会内分泌专业委员会. 全国中西医结合内分泌代谢病学术会议论文汇编. 中国中西医结合学会内分泌专业委员会，2006：2

25. 陈发胜，孙丰雷，魏爱生，等. 红花注射液治疗糖尿病周围神经病变的机制探讨. 中西医心脑血管病杂志，2003，1（8）：456-458

26. 聂立红，蒋亚斌. 血塞通注射液治疗糖尿病周围神经病变疗效的Meta分析. 疾病控制杂志，2007，11（4）：402-403

27. 尹冰，都群. 灯盏细辛注射液治疗糖尿病周围神经病变46例. 实用中医内科杂志，2007，21（1）：85-86

28. 黄萍，何明坤，苏常春，等. 参麦注射液治疗糖尿病周围神经病变的临床研究. 中国中医药科技，2007，14（3）：152-153

29. 黄庆仪，徐进华. 葛根素对糖尿病周围神经病变的临床研究. 中西医结合心脑血管病杂志，2005，3（5）：387-388

30. 马爱霞，金雪晶. 丹红注射液联合甲钴胺治疗糖尿病周围神经病变的Meta分析. 中国药物经济学，2010，06：26-35

31. 胡为斌. 丹红注射液治疗糖尿病周围神经病变80例临床观察. 中国医学创新，2011，8（21）：153-154

第六章　糖尿病胃肠病

1　范围

本《指南》规定了糖尿病胃肠病的诊断、辨证和中成药治疗。

本《指南》适用于糖尿病胃肠病的诊断、辨证和中成药治疗。

2　术语和定义

下列术语和定义适用于本《指南》。

糖尿病胃肠病是糖尿病常见的慢性消化系统并发症，是糖尿病引起的内脏自主神经功能紊乱导致的，可发生在从食管至直肠的消化道的各个部分，包括食管综合征、糖尿病胃轻瘫、糖尿病合并腹泻或大便失禁、糖尿病性便秘等。糖尿病胃肠病属于中医"痞满""呕吐""便秘""泄泻"等范畴。

3　流行病学

糖尿病胃肠病变是糖尿病的一种常见并发症。随着糖尿病发病率的逐年攀升，胃肠病变的患者数量也不断增加。有国外研究发现，60% ～ 70% 的糖尿病患者存在胃肠运动障碍。而最近国内研究也表明，50% ～ 76% 的糖尿病患者存在胃排空障碍，而糖尿病胃轻瘫（diabetic gastroparesis，DGP）的发病率高达 30% ～ 50%，糖尿病性腹泻的发病率占糖尿病的 10% ～ 22%。糖尿病胃肠运动障碍、胃排空延迟会影响降糖药及其他药物的药代动力学，使降糖药的吸收迟滞，由于血药浓度高峰的迟滞又可能引起低血糖，导致血糖控制不良。同时由于本病以呕吐、反酸、恶心、腹泻等为主要症状，也使患者的生活质量大大降低，因此，改善患者的胃肠道症状，对于血糖的控制，糖尿病本病的治疗与并发症的预防都有着至关重要的作用。

4　病因病理

4.1　中医病因病机

脾胃素虚、饮食不节、情志不遂、或感受外邪气均可导致糖尿病胃肠病的发生。糖尿病性胃轻瘫应当根据病因、病位、寒热、虚实之不同而辨证论治，病机关键在于胃气不和。糖尿病性泄泻以排便次数增多，粪便清稀为特征。在辨证时，首先应区分寒、热、虚、实。糖尿病性便秘有虚实之别，实证又有热结、气郁之不同，虚证又有气血阴阳之异。

4.2　西医病因病理

糖尿病胃肠病是由于代谢紊乱累及胃肠道神经、肌肉所致的胃肠动力障碍、胃肠内容物排空延迟为特点的代谢证候群，糖尿病胃肠病变可发生在从食管至直肠的消化道的各个部分，包括糖尿病食管综合征、糖尿病性胃轻瘫、糖尿病性便秘、糖尿病合并腹泻或大便失禁等。西医学认为本病的发生机制主要与高血糖及其导致的自主神经神经病变、胃肠神经元病变、胃肠平滑肌细胞变性凋亡、Cajal 细胞数量减少、胃肠激素分泌异常及幽门螺杆菌（Helicobacter pylori，Hp）感染等有关。

5 临床表现

5.1 糖尿病胃轻瘫

5.1.1 症状

有或无典型"三多一少"的症状,伴有恶心、呕吐、嗳气、早饱、上腹部不适或疼痛、食欲不振等消化道症状。

5.1.2 体征

多无典型的体征,有时表现为上腹部轻压痛、体重下降。

5.2 糖尿病性泄泻

5.2.1 症状

大便次数增多,每日3次以上,便质稀溏或呈水样便,大便量增加。症状持续1天以上。

5.2.2 体征

多无典型的体征,有时表现为腹部轻压痛。

5.3 糖尿病性便秘

5.3.1 症状

大便粪质干结,排出艰难,或欲大便而艰涩不畅。排便间隔时间超过自己的习惯1天以上,或两次排便时间间隔3天以上。常伴有腹胀、腹痛、口臭、纳差及神疲乏力、头晕心悸等症。

5.3.2 体征

多无典型的体征,有时表现为腹部轻压痛。

6 诊断

本病的诊断参照中华医学会糖尿病学分会《中国糖尿病防治指南》(2004版)和《糖尿病中医防治指南》中糖尿病胃肠病变的诊断标准进行诊断,根据糖尿病病史,症见恶心呕吐、胃脘部痞闷不舒、早饱、嗳气、泛酸、纳差、腹泻、便秘等,辅助检查提示胃肠道动力紊乱,且排除基础胃肠道疾病等后予以诊断。

6.1 糖尿病胃轻瘫

病程较长的糖尿病病史。

症状和体征符合糖尿病胃轻瘫的表现。

理化检查:

6.1.1 胃运动功能障碍。

6.1.2 胃排空试验,目前核素扫描是金标准,提示胃排空延迟。

6.1.3 胃-幽门-十二指肠测压,近端胃底、胃窦压力降低,幽门长且高幅的收缩压力增加,消化间期移行性复合运动III相减少或消失。

6.1.4 胃电活动记录,胃电节律失常,主要是胃电过速,其次是节律紊乱及胃电过缓。

6.1.5 须排除胃、十二指肠器质性病变及肠道、肝、胆、胰腺病变,以及代谢紊乱(尿毒症、高钙和低血钾)、甲状腺功能减低症、多发性硬化、脊髓损伤及自主神经损伤等,以及某些影响胃排空的药物。

6.2 糖尿病性泄泻

病程较长的糖尿病病史。积极控制血糖及对症处理有效。

症状和体征符合糖尿病性泄泻的表现。

理化检查：

6.2.1 大便常规检查正常，大便致病菌培养阴性。

6.2.2 消化道钡餐检查可有小肠吸收不良征象，纤维结肠镜检查可有结肠黏膜充血、水肿。

6.3 糖尿病性便秘

病程较长的糖尿病病史。常有饮食不节、情志内伤、劳倦过度等病史。

症状和体征符合糖尿病性便秘的表现。

理化检查：消化道钡餐检查可有小肠吸收不良征象，肠动力检查蠕动减弱。

7 鉴别诊断

诊断本病尚须排除其他影响胃排空的疾病，如食道炎、胃及十二指肠溃疡、肝胆胰肠器质性病变、肿瘤、结缔组织病等，还要排除药物（如麻醉剂、镇静剂等）作用。

7.1 糖尿病性胃轻瘫与胃下垂相鉴别

胃下垂患者常有腹胀及上腹部不适；腹痛多为持续性隐痛，常于餐后发生，与食量有关；恶心、呕吐常于饭后活动时发作，尤以进食过多时更易出现。

7.2 糖尿病性胃轻瘫与慢性胃扭转相鉴别

慢性胃扭转病人常有非特异性症状如胃部不适、消化不良、烧灼感、上腹胀满或腹鸣，多于餐后诱发。尽管病人很少有胃食管反流的症状，但内镜检查常可发现食管炎。

7.3 糖尿病性泄泻与溃疡性结肠炎相鉴别

溃疡性结肠炎除少数患者起病急骤外，一般起病缓慢，病情轻重不一。症状以腹泻为主，排出含有血、脓和黏液的粪便，常伴有阵发性结肠痉挛性疼痛，并里急后重，排便后可获缓解。诊断上主要依靠纤维结肠镜检，因为90%～95%患者直肠和乙状结肠受累，因此事实上通过纤维乙状结肠镜检已能明确诊断。镜检中可看到充血、水肿的黏膜，脆而易出血。在进展性病例中可看到溃疡，周围有隆起的肉芽组织和水肿的黏膜，貌似息肉样，或可称为假息肉形成。

7.4 糖尿病性泄泻与克罗恩病相鉴别

克罗恩病临床表现为腹痛、腹泻、腹块、瘘管形成和肠梗阻，可伴有发热、贫血、营养障碍及关节、皮肤、眼、口腔黏膜、肝脏等肠外损害。本病可反复发作，迁延不愈。结肠镜检可见黏膜表面典型病变有溃疡、卵石状结节、肉芽肿等特征性病变。

7.5 糖尿病性泄泻与腹泻主导型肠易激综合征相鉴别

腹泻主导型肠易激综合征临床表现为持续性或间歇性腹泻，粪量少，呈糊状，含大量黏液；禁食72小时后症状消失；夜间不出现，有别于器质性疾患；部分患者可因进食诱发；患者可有腹泻与便秘交替现象。

7.6 糖尿病性便秘与便秘主导型肠易激综合征相鉴别

便秘主导型肠易激综合征排便困难，大便干结，量少，可带较多黏液，便秘可间断或与腹泻相交替，常伴排便不尽感。

8 治疗

8.1 西医治疗原则

8.1.1 控制血糖

细胞内过多的葡萄糖会激活细胞内一个或多个代谢葡萄糖的通路，因此长期的高血糖导致包括糖尿病胃肠病变在内的多种糖尿病并发症的发生。积极严格地控制高血糖并保持血糖稳定是预防和治疗糖尿病胃肠病变的最重要措施。开始越早，治疗效果越明显。

8.1.2 营养神经

因为糖尿病性胃肠病变是一种内脏神经病变，主要通过增强神经细胞内核酸、蛋白质以及磷脂的合成，刺激轴突再生、促进神经修复。常用药如甲钴胺、生长因子等。

8.1.3 针对症状治疗

8.1.3.1　糖尿病性胃轻瘫者，可服用胃动力药（如莫沙必利）帮助胃排空食物，缓解症状。糖尿病性肠病出现腹泻者，选用复方苯乙哌啶、洛哌丁胺、山莨菪碱等止泻治疗。

8.1.3.2　便秘者也可选用通便药，必要时可以进行灌肠。通便药有多种，可以在医生指导下使用包括刺激性泻药、高渗性泻药、容积性泻药和肠道内直接使用的润滑性泻药等。部分促进胃肠动力药能促进肠蠕动，也有一定的通便作用。

8.2 中成药用药方案

8.2.1 基本原则

应当根据病因、病位、寒热、虚实之不同而辨证论治，切忌盲目使用。建议选用无糖颗粒剂、胶囊剂、浓缩丸或片剂。

8.2.2 分证论治

8.2.2.1　糖尿病胃轻瘫（表 6-1）

表 6-1　糖尿病胃轻瘫分证论治

证型	辨证要点	治法	中成药
脾胃虚寒证	脘腹痞闷，喜温喜按，恶心欲吐，纳呆，身倦乏力，大便稀溏，舌淡苔白，脉沉细	温中和胃	香砂六君丸、香砂养胃丸、健胃消食口服液
肝胃不和证	胃脘胀满，胸闷嗳气，恶心、呕吐，胸闷，大便不爽，得嗳气、矢气则舒，苔薄白，脉弦	舒肝理气和胃	气滞胃痛颗粒、四磨汤、枳术宽中胶囊
食积停滞证	上腹胀痛，早饱或进食后胀满甚，纳差、烧心、恶心、呕吐，舌苔白腻或厚腻，脉滑	消积导滞	六味安消胶囊、枳实导滞丸

以下内容为上表内容的详解，重点强调同病同证情况下不同中成药选用区别。

8.2.2.1.1 脾胃虚寒证

【辨证要点】脘腹痞闷，喜温喜按，恶心欲吐，纳呆，身倦乏力，大便稀溏，舌淡苔白，脉沉细。

【症状】脘腹满闷，时轻时重，喜温喜按，恶心欲吐，身倦乏力，少气懒言，语声低微，纳呆，大便稀溏，舌质淡，苔薄白，脉沉细。

【治法】温中和胃。

【中成药】香砂六君丸、香砂养胃丸、健胃消食口服液（表6-2）。

表6-2 糖尿病胃轻瘫脾胃虚寒证可选用的中成药

药品名称	药物组成	功能主治	用量用法	注意事项
香砂六君丸	木香、砂仁、党参、白术（炒）、茯苓、炙甘草、陈皮、半夏（制）、生姜、大枣	益气健脾，和胃。用于脾虚气滞，消化不良，嗳气食少，脘腹胀满，大便溏泄	口服。一次6～9g，一日2～3次	1.忌食生冷油腻不易消化食物 2.不适用于口干、舌少津、大便干者 3.不适用于急性胃肠炎、主要表现为恶心、呕吐、大便水泻频频，脘腹作痛
香砂养胃丸	木香、砂仁、白术、陈皮、茯苓、半夏（制）、醋香附、枳实（炒）、豆蔻（去壳）、姜厚朴、广藿香、甘草	温中和胃。用于胃阳不足、湿阻气滞所致的胃痛、痞满，症见胃痛隐隐、脘闷不舒、呕吐酸水、嘈杂不适、不思饮食、四肢倦怠	口服。一次9g，一日2次	1.忌生冷油腻食物 2.胃痛症见胃部灼热，隐隐作痛，口干舌燥者不宜服用本药 3.本品宜用温开水送服
健胃消食口服液	太子参、陈皮、山药、麦芽（炒）、山楂	健胃消食。用于脾胃虚弱，消化不良	口服。每次10mL，每日2次，在餐间或饭后服用，2周为一疗程	尚不明确

8.2.2.1.2 肝胃不和证

【辨证要点】胃脘胀满，胸闷嗳气，恶心呕吐，胸闷，大便不爽，得嗳气、矢气则舒，苔薄白，脉弦。

【症状】脘腹痞闷，胸胁胀满，心烦易怒，善太息，恶心呕吐、得嗳气，矢气则舒，或吐苦水，大便不爽，舌质淡红，苔薄白，脉弦。

【治法】舒肝理气和胃。

【中成药】气滞胃痛颗粒、四磨汤（表6-3）。

表 6-3 糖尿病胃轻瘫肝胃不和证可选用的中成药

药品名称	药物组成	功能主治	用量用法	注意事项
气滞胃痛颗粒	柴胡、延胡索（炙）、枳壳、香附（炙）、白芍、炙甘草	舒肝理气，和胃止痛。肝郁气滞，胸痞胀满，胃脘疼痛	开水冲服。一次5g，一日3次	1. 饮食宜清淡，忌酒及辛辣、生冷、油腻食物 2. 忌愤怒、忧郁，保持心情舒畅
四磨汤	木香、枳壳、乌药、槟榔	顺气降逆，消积止痛。用于食积证，症见腹胀、腹痛、啼哭不安、厌食纳差、腹泻或便秘；中老年气滞、食积证，症见脘腹胀满、腹痛、便秘；以及腹部手术后促进肠胃功能的恢复	口服。一次20mL，一日3次，疗程3～5天	孕妇、肠梗阻、肠道肿瘤、消化道术后禁用

8.2.2.1.3 食积停滞证

【辨证要点】上腹胀痛，早饱或进食后胀满甚，纳差、烧心，恶心、呕吐，舌苔白腻或厚腻，脉滑。

【症状】脘腹痞闷而胀，早饱或进食后胀满甚，拒按，嗳腐吞酸烧心，恶食呕吐，或大便不调，矢气频作，味臭如败卵，舌质淡红，舌苔白腻或厚腻，脉滑。

【治法】消积导滞。

【中成药】六味安消胶囊、枳实导滞丸（表6-4）。

表 6-4 糖尿病胃轻瘫食积停滞证可选用的中成药

药品名称	药物组成	功能主治	用量用法	注意事项
六味安消胶囊	土木香、大黄、山奈、寒水石（煅）、诃子、碱花	和胃健脾，导滞消积，活血止痛。用于胃痛胀满，消化不良，便秘，痛经	口服。一次3～6粒，一日2～3次	不适用于久病体虚的胃痛患者
枳实导滞丸	枳实（炒）、大黄、黄连（姜汁炙）、黄芩、六神曲（炒）、白术（炒）、茯苓、泽泻	消积导滞，清利湿热。用于饮食积滞、湿热内阻所致的脘腹胀痛、不思饮食、大便秘结、痢疾里急后重	口服，一次6～9g，一日2次	1. 饮食宜清淡，忌酒及辛辣食物 2. 不宜在服药期间同时服用滋补性中药

8.2.2.2 糖尿病性泄泻（表 6-5）

表 6-5 糖尿病性泄泻分证论治

证型	辨证要点	治法	中成药
肝胃不和证	泄泻腹痛，因情志不畅而发或加重，泻后痛缓，胸胁胀闷，嗳气，食欲不振，舌淡红，苔薄白，脉弦	抑肝扶脾	痛泻宁颗粒
脾胃虚弱证	大便时溏时泻，饮食稍有不慎即发或加重，食后腹胀，痞闷不舒，纳呆食少，身倦乏力，四肢不温，少气懒言，舌淡苔白，脉细弱	健脾益气，升清降浊	参苓白术散
脾肾阳虚证	糖尿病病程较长，黎明之前脐腹作痛，或无痛性腹泻，肠鸣即泻，泻下完谷，可有大便失禁，伴乏力倦怠，身体消瘦，形寒肢冷，腰膝酸软，舌淡苔白，脉沉细无力	健脾温肾止泻	附子理中丸

以下内容为上表内容的详解，重点强调同病同证情况下不同中成药选用区别。

8.2.2.2.1 肝胃不和证

【辨证要点】泄泻腹痛，因情志不畅而发或加重，泻后痛缓，胸胁胀闷，嗳气，食欲不振，舌淡红，苔薄白，脉弦。

【症状】泄泻肠鸣，腹痛攻窜，伴有胸胁胀闷，每因抑郁恼怒，或情绪紧张而发或加重，泻后痛缓，嗳气，食欲不振，矢气频作，舌淡红，苔薄白，脉弦。

【治法】泻热导滞，润肠通便。

【中成药】痛泻宁颗粒（表 6-6）。

表 6-6 糖尿病性泄泻肝胃不和证可选用的中成药

药品名称	药物组成	功能主治	用量用法	注意事项
痛泻宁颗粒	白芍、青皮、薤白、白术	柔肝缓急，疏肝行气，理脾运湿。用于肝气犯脾所致的腹痛、腹泻、腹胀、腹部不适等症	口服。一次 5g（1袋），一日 3 次	偶见轻度恶心。忌酒及生冷、油腻、辛辣食品

8.2.2.2.2 脾胃虚弱证

【辨证要点】大便时溏时泻，饮食稍有不慎即发或加重，食后腹胀，纳呆食少，身倦乏力，四肢不温，少气懒言，舌淡苔白，脉细弱。

【症状】大便时溏时泻，迁延反复，饮食稍有不慎即发或加重，食后腹胀，痞闷不舒，纳呆食少，稍进油腻食物，则大便次数增加，身倦乏力，四肢不温，少气懒言，面色萎黄，舌质淡，苔白，脉细弱。

【治法】健脾益气，升清降浊。

【中成药】参苓白术颗粒（表6-7）。

表6-7　糖尿病性泄泻脾胃虚弱证可选用的中成药

药品名称	药物组成	功能主治	用量用法	注意事项
参苓白术颗粒	人参、茯苓、白术（麸炒）、山药、白扁豆、莲子、薏苡仁、砂仁（炒）、桔梗、甘草	健脾、益气。用于体倦乏力，食少便溏	开水口服。一次1袋，一日3次	1. 泄泻兼有大便不通畅，肛门有下坠感者忌服 2. 服本药同时不宜同服藜芦、五灵脂、皂荚极其制剂；不宜喝茶和吃萝卜以免影响药效；不宜和感冒类药同时服用 3. 本品宜饭前服用或进食同时服 4. 2周后症状未改善者去医院就诊

8.2.2.2.3　脾肾阳虚证

【辨证要点】黎明前脐腹作痛，肠鸣即泻，泻下完谷，伴乏力倦怠，身体消瘦，形寒肢冷，腰膝酸软，舌淡苔白，脉沉细无力。

【症状】糖尿病病程较长，黎明之前脐腹作痛，或无痛性腹泻，肠鸣即泻，泻下完谷，可有大便失禁，腹部喜暖，泻后则安，伴乏力倦怠，身体消瘦，形寒肢冷，腰膝酸软，舌淡苔白，脉沉细无力。

【治法】健脾温肾止泻。

【中成药】附子理中丸（表6-8）。

表6-8　糖尿病性泄泻脾肾阳虚证可选用的中成药

药品名称	药物组成	功能主治	用量用法	注意事项
附子理中丸	附子、党参、白术、干姜、甘草	温中健脾。用于脾胃虚寒，脘腹冷痛，呕吐泄泻，手足不温	口服。一次60粒（6g），一日3次	1. 忌不宜消化食物 2. 感冒发热患者不宜服用 3. 孕妇慎用

8.2.2.3 糖尿病性泄泻（表 6-9）

表 6-9 糖尿病性便秘分证论治

证型	辨证要点	治法	中成药
胃肠积热证	大便干结，腹胀腹痛，面红身热，口干口臭，心烦不安，小便短赤，舌红苔黄，脉滑数	泻热导滞，润肠通便	麻仁软胶囊
阴虚肠燥证	大便干结如羊屎，形体消瘦，头晕耳鸣，盗汗颧红，腰膝酸软，失眠多梦，舌红少苔，脉细数	益气养阴，润肠通便	苁蓉润肠口服液

以下内容为上表内容的详解，重点强调同病同证情况下不同中成药选用区别。

8.2.2.3.1 胃肠积热证

【辨证要点】大便干结，腹胀腹痛，面红身热，口干口臭，心烦不安，小便短赤，舌红苔黄，脉滑数。

【症状】大便干结，排便费力，伴肛周灼热疼痛，腹胀腹痛，面红身热，口干口臭，心烦不安，喜凉饮，小便短赤，舌红，苔黄燥，脉滑数。

【治法】泻热导滞，润肠通便。

【中成药】麻仁软胶囊（表 6-10）。

表 6-10 糖尿病性便秘胃肠积热证可选用的中成药

药品名称	药物组成	功能主治	用量用法	注意事项
麻仁软胶囊	火麻仁、苦杏仁、大黄、枳实（炒）、厚朴（姜制）、白勺（炒）。辅料为棕榈油、氢化棕榈油、蜂蜡、磷脂、色拉油	润肠通便。用于肠燥便秘	口服。平时一次1～2粒，一日1次；急用时一次2粒，一日3次	1.年老体虚者不宜久服 2.忌食生冷、油腻、辛辣食品

8.2.2.3.2 阴虚肠燥证

【辨证要点】大便干结如羊屎，形体消瘦，盗汗颧红，腰膝酸软，失眠多梦，舌红少苔，脉细数。

【症状】大便干结，如羊屎状，形体消瘦，头晕耳鸣，两颧红赤，潮热盗汗，腰膝酸软，失眠多梦，舌红少苔，脉细数。

【治法】益气养阴，润肠通便。

【中成药】苁蓉润肠口服液（表 6-11）。

表 6-11　糖尿病性便秘阴虚肠燥证可选用的中成药

药品名称	药物组成	功能主治	用量用法	注意事项
芪蓉润肠口服液	黄芪(炙)、肉苁蓉、白术、太子参、地黄、玄参、麦冬、当归、黄精(制)、桑葚、黑芝麻、火麻仁、郁李仁、枳壳(麸炒)、蜂蜜	益气养阴，健脾滋肾，润肠通便。用于气阴两虚，脾肾不足，大肠失于濡润而致的虚症便秘	口服。一次20mL(1支)，一日3次，或遵医嘱	1. 实热病禁用，感冒发热时停服。2. 孕妇慎用

9　预后

预后一般。糖尿病胃肠病变患者因胃肠功能紊乱可导致血糖控制不佳。应积极早期干预以延缓病情的进一步发展，针对不同证型辨证治疗。

参考文献

1. 仝小林 . 糖尿病中医防治标准（草案）. 北京：科学出版社，2014：46

2. Talley N J，Young L，Bytzer P，et al. Impact of chronic gastrointestinal symptoms in diabetes mellitus on health related quality of life. American Journal of Gastroenterology，2001，96（1）：71-76

3. 范春锐 . 培菲康结合中医辨证治疗糖尿病性腹泻的临床观察 . 中医临床研究，2013，5（15）：11-13

4. 周晓颖，苏静，张国新 . 糖尿病胃肠动力障碍机制研究进展 . 国际消化病杂志，2013，33(6)：373-375

5. 中华医学会糖尿病学分会 . 中国 2 型糖尿病防治指南（2013 年版）. 中国糖尿病杂志，2014，22（08）：2-42

6. 仝小林 . 糖尿病中医防治指南解读 . 北京：中国中医药出版社，2009：25

7. 游春木 . 香砂六君丸治疗糖尿病胃轻瘫随机平行对照研究 . 实用中医内科杂志，2014，28(3)：17-18

8. 范尧夫，谢立群 . 香砂六君丸治疗脾胃虚弱型糖尿病胃轻瘫疗效观察 . 辽宁中医药大学学报，2013，15（12）：137-139

9. 徐凤金 . 香砂养胃丸治疗糖尿病胃轻瘫 30 例 . 中国慢性病预防与控制，2007，15（4）：353

10. 张喜成 . 莫沙必利联合健胃消食口服液治疗糖尿病胃轻瘫临床观察 . 中国实用医药，2013，8（4）：157-158

11. 王公英 . 气滞胃痛颗粒联合莫沙必利治疗糖尿病胃轻瘫随机平行对照研究 . 实用中医内科杂志，2014，28（10）：101-103

12. 王继红 . 四磨汤治疗 2 型糖尿病胃轻瘫的疗效及对血浆胃动素的影响 . 中国实用医药，2011，6（3）：17-18

13. 丘伟中，刘和强 . 四磨汤口服液治疗糖尿病胃轻瘫疗效观察 . 现代医院，2005，5（1）：35-36

14. 刘彩霞，张新荣 . 四磨汤联合红霉素治疗糖尿病胃轻瘫疗效分析 . 中西医结合心脑血管病杂志，2008，6（6）：748–749

15. 龚旭红，应光荣 . 甲钴铵联合六味安消胶囊治疗糖尿病性胃轻瘫疗效观察 . 浙江中西医结合杂志，2010，20（10）：606–607

16. 马洁 . 中西医结合治疗 2 型糖尿病胃轻瘫 192 例 . 中国社区医师（医学专业），2010，12(4)：84–85

17. 杨铭，付海强 . 枳实导滞丸联合西药治疗糖尿病胃轻瘫随机平行对照研究 . 实用中医内科杂志，2013，27（1）：115–116，118

18. 曹海利 . 参苓白术散治疗脾虚型糖尿病泄泻 40 例 . 中国中医药现代远程教育，2013，11（21）：31–32

19. 刘辉 . 四神丸合理中汤加减治疗糖尿病性腹泻临床观察 . 光明中医，2015，9（7）：1497–1499

20. 黄郁，刘建平 . 麻仁软胶囊治疗 2 型糖尿病患者便秘的临床观察 . 中国当代医药，2010，17（31）：54–55

21. 李锋，戴小华 . 芪蓉润肠口服液治疗老年糖尿病性便秘患者的疗效观察 . 中国现代医生，2013，51（21）：87–88

第七章　糖尿病足

1　范围

本《指南》规定了糖尿病足的诊断、辨证和中成药治疗。

本《指南》适用于糖尿病足的诊断、辨证和中成药治疗。

2　术语和定义

下列术语和定义适用于本《指南》。

糖尿病足（diabetic foot，DF）是指发生于糖尿病患者，与局部神经异常和下肢远端血管病变相关的足部感染、溃疡和（或）深层组织破坏，它是糖尿病下肢神经病变和血管病变的结果。病变累及从皮肤到骨与关节的各层组织，严重者可发生局部或全足坏疽。糖尿病足属于中医"脱疽"的范畴。

3　流行病学

与非糖尿病患者相比，糖尿病患者下肢截肢的相对危险是非糖尿病患者的40倍。根据 ABI 检查，我国 50 岁以上糖尿病患者的下肢动脉病变的患病率高达 19.47%～23.8%，大约 85% 的截肢是由足溃疡引发的，约 15% 的糖尿病患者最终会发生足溃疡。糖尿病足的患病率各国报告不一，约占住院糖尿病患者的6%～20%。17 家三甲医院联合调查了 2007 年 1 月至 2008 年 12 月期间住院的慢性足溃疡患者，发现住院慢性溃疡患者中糖尿病患者占到 33%。另据文献报道，糖尿病足患者 5 年死亡率为 43%～55%，糖尿病足截肢患者的死亡率则高达 74%。糖尿病足病是引起糖尿病患者肢体残废的主要原因，严重地威胁着糖尿病患者的健康。

4　病因病理

4.1　中医病因病机

糖尿病足病多由年老体弱，禀赋不足所致。与情志失调，营卫失和相关，或饮食不节，嗜食肥甘厚腻，损伤脾胃，脾虚则肌肉失养而致，或足部感受寒热之邪，寒则凝滞血脉，热则腐蚀血肉而为脱疽。

糖尿病日久，耗气伤阴，气虚则血行无力，阴虚则热灼津血，血行涩滞，均可酿成血瘀，瘀阻脉络，气血不通，阳气不达，肢端局部失养而表现为肢冷、麻木、疼痛。糖尿病足中期可由湿热瘀毒，化腐成疽。糖尿病足晚期因迁延日久，气血耗伤，则表现为虚实夹杂，以肝肾阴虚或脾肾阳虚夹痰瘀湿阻为主。病情发展至后期则阴损及阳，阴阳两虚，阳气不能敷布温煦，致肢端阴寒凝滞，血脉瘀阻而成。DF为本虚标实之证，以气血阴阳亏虚为本，以湿热、邪毒、络阻、血瘀为标，病位在血、脉、筋。

4.2　西医病因病理

糖尿病足的临床特点为早期肢端麻木、疼痛、发凉和（或）有间歇性跛行、静息痛，继续发展则出现下肢远端皮肤变黑、组织溃烂、感染、坏疽。现代医学认为 DF 的发病与糖尿病并发血管病变、神经病变、肌腱病变、感染及多种诱因有关。其病理基础是动脉粥样硬化、毛细血管基膜增厚、内皮细胞增生、红细胞变形能力下降、血小板聚积黏附力增强、血液黏稠度增加、中小动脉管腔狭窄或阻塞、微循环发生障碍，致使组织器官缺血、缺氧及同时并发神经病变等造成坏疽。

5 临床表现

5.1 症状

糖尿病本病的临床表现，伴肢端感觉异常，包括双足袜套样麻木，以及感觉迟钝或丧失。多数可出现痛觉减退或消失，少数出现患处针刺样、刀割样、烧灼样疼痛，夜间或遇热时加重。常有步履不便（间歇性跛行）、疼痛（静息痛）等。皮肤瘙痒，肢端凉感。

5.2 体征

5.2.1 皮肤无汗、粗糙、脱屑、干裂，毫毛少，颜色变黑伴有色素沉着。肢端发凉、苍白或潮红，或浮肿。或形成水泡、足部红、肿、糜烂、溃疡，形成坏疽或坏死。

5.2.2 肢端肌肉萎缩，肌张力差，易出现韧带损伤，骨质破坏，甚至病理性骨折。

5.2.3 可出现跖骨头下陷，跖趾关节弯曲等足部畸形。形成弓形足、捶状趾、鸡爪趾、夏科（Charcot）关节等。

5.2.4 患足发热或发凉，或趾端皮肤空壳样改变，肢端动脉搏动减弱或消失，双足皮色青紫，有时血管狭窄处可闻及血管杂音，深浅反射迟钝或消失。

5.2.5 足部感染的征象包括红肿、疼痛和触痛，脓性分泌物渗出、捻发音，或深部窦道等。眼底表现包括微动脉瘤、出血、硬性渗出、棉絮斑、静脉串珠状、视网膜内微血管异常、黄斑水肿、新生血管、视网膜前出血及玻璃体积血等。

6 诊断

根据疾病的不同特点，分为以缺血为主的脱疽及以感染为主的筋疽，分别论述如下：

脱疽的诊断参照 1996 年中华医学会糖尿病学会《糖尿病足（肢端坏疽）检查方法及诊断标准》（草案）及 2011 年中华医学会《糖尿病中医防治指南糖尿病足》中糖尿病足病的临床表现标准进行诊断，诊断要点如下：

（1）有明确的糖尿病史并且有肢端病变者。

（2）肢端可表现为皮肤干燥瘙痒、汗毛脱落、趾甲变形等营养不良状态。或肢端皮温低，动脉搏动减弱或消失，间歇性跛行史及静息痛等缺血表现。或肢端刺疼、灼疼、麻木、感觉迟钝或丧失等神经损伤表现。

（3）部分病人表现肢端皮肤干裂或水疱、血疱、糜烂、各种类型坏疽（以趾端开始的干性坏疽为主）或坏死。

（4）相关医技检查，满足以下任意一项者。踝/臂血压指数小于 0.9 以下者。超声彩色多普勒检查提示肢端血管变细，血流量减少造成缺血或坏疽者。血管造影证实，CTA、MRA 提示血管腔狭窄或阻塞，并有临床表现者。电生理检查，可见周围神经传导速度减慢或肌电图、体感诱发电位异常改变者。X线检查，可见骨质疏松脱钙、骨质破坏、骨髓炎或关节病变、手足畸形及夏科关节等改变者。

筋疽的诊断采用2000年Foster《糖尿病足临床分型方法》结合1999年上海市科委鉴定——"糖尿病足筋疽—肌腱变性坏死症的治疗控制标准"的临床表现标准进行诊断，诊断要点如下：

符合糖尿病足溃疡诊断标准并且满足如下条件：

（1）无明显缺血表现。患足无间歇性跛行史、静息痛；无苍白紫绀，皮温正常或接近正常（与健侧比较温差＜1℃），甚至较健侧升高者；胫后动脉、胫前动脉、足背动脉波动存在，或有减弱、消失者，但抬高苍白实验呈阴性。

（2）患足坏疽表现为湿性坏疽和/或混合性坏疽特征。足掌、足背、足趾或踝部形成单腔性溃疡或多个穿通性溃疡。深部肌腱失去光泽呈苍白色、弹性减退、水肿增粗。

（3）患足明显肿胀，可表现为趾体、足背、趾掌、跟踝等处伸屈肌腱出现单个或多个局限性肿；或呈巨趾、巨跖状，张力较高的超常实性肿胀。肿胀后期多表现为局部炎性反应、潮红、灼热，中心部分出现皮损，渗出血性分泌物，多伴腐败性臭气。

（4）常伴有高热、恶心呕吐等全身中毒症状。

7 鉴别诊断

7.1 血栓闭塞性脉管炎

本病为中小动脉及伴行静脉无菌性、节段性、非化脓性炎症伴腔内血栓形成导致的肢体动脉缺血性疾病。好发于40岁以下的青壮年男性，多有吸烟、寒冻、外伤史。有40%左右的病人同时伴有游走性血栓性浅静脉炎。手足均可发病，表现为疼痛、发凉、坏疽。坏疽多局限于指趾，且以干性坏疽居多，继发感染者，可伴有湿性坏疽或混合性坏疽。X线、造影、CTA、MRA检查显示无动脉硬化，无糖尿病病史。

7.2 肢体动脉硬化闭塞症

本病是由于动脉粥样硬化，导致肢体管腔狭窄或闭塞而引起肢体怕凉、间歇性跛行、静息痛，甚至坏死等缺血缺氧I临床表现的疾患。本病多发于中老年患者，男性较多，同时伴有心脑动脉硬化、高血压、高脂血症等疾病。病变主要发生于大中动脉，呈节段性，坏疽多为干性，疼痛剧烈，远端动脉搏动减弱或消失。血糖正常。

8 治疗

8.1 西医治疗原则

8.1.1 对于神经性溃疡，主要是制动减压，特别要注意患者的鞋袜是否合适。

8.1.2 对于缺血性溃疡，则要重视解决下肢缺血，轻、中度缺血的患者可进行内科治疗。病变严重的患者可接受介入或血管外科成形手术。

8.1.3 对于合并感染的足溃疡，及时去除感染和坏死组织。只要患者局部供血良好，对于感染的溃疡，必须进行彻底清创。根据创面的性质和渗出物的多少，选用合适的敷料。在细菌培养的基础上选择有效的抗生素进行治疗。病程长、转诊入院、已经接受过抗生素治疗的足溃疡往往是多种细菌合并感染，需要联合应用两种以上抗生素，兼顾革兰阴性和阳性菌的混合感染，必要时根据临床情况，加用抗厌氧菌感染的抗生素。严重感染的足溃疡抗生素治疗 2 ～ 3 周，合并骨髓炎的感染，抗生素治疗至少 4 周。

8.2　中成药用药方案

8.2.1　基本原则

8.2.1.1　临证辨治要分清标本，强调整体辨证与局部辨证相结合，以扶正祛邪为基本治则，具体应用时要根据正邪轻重和主次，或以祛邪为主，或以扶正为主。

8.2.1.2　内治法与外治法相结合。

8.2.2　分证论治

8.2.2.1　内治法（表 7-1）

表 7-1　糖尿病足内治法分证论治

证型	辨证要点	治法	中成药
脉络瘀阻证	患肢麻木、疼痛，状如针刺，夜间尤甚，痛有定处，足部皮肤暗红或见紫斑，或间歇跛行；或患足肉芽生长缓慢，四周组织红肿已消；舌质紫暗或有瘀斑，苔薄白，脉细涩，趺阳脉弱或消失，局部皮温凉	活血祛瘀，通脉活络	血塞通、龙血竭胶囊、脉络宁注射液、灯盏花注射液、金纳多注射液、脉络舒通丸
气阴两虚证	消瘦，疲乏无力，易汗出，口干，心悸失眠，舌红，苔薄白，脉虚细。患肢麻木、疼痛，夜间尤甚，足部皮肤感觉迟钝或消失，局部红肿，间歇性跛行，或见疮口脓汁清稀较多或足创面肉芽生长缓慢，缠绵难愈	益气养阴	参麦注射液、黄芪注射液
气虚血瘀证	神疲乏力，面色晦暗，气短懒言，口渴欲饮，舌暗苔薄白，舌底瘀滞，四肢末梢及躯干部麻木、疼痛及感觉异常；或见肌肤甲错，足部皮肤感觉迟钝或消失，局部红肿，间歇性跛行；或见疮口脓汁清稀较多或足创面腐肉已清，肉芽生长缓慢，经久不愈，趺阳脉搏动减弱或消失	益气活血	木丹颗粒、脑脉泰胶囊

以下内容为表 7-1 内容的详解，重点强调同病同证情况下不同中成药选用区别。

8.2.2.1.1　脉络瘀阻证

【辨证要点】疼痛状如针刺，痛有定处，足部皮肤暗红、紫斑，患足肉芽生长缓慢，四周组织红肿已消；质紫暗或有瘀斑，苔薄白，脉细涩。

【症状】患肢麻木、疼痛，状如针刺，夜间尤甚，痛有定处，足部皮肤暗红或见紫斑，或间歇跛行；或患足肉芽生长缓慢，四周组织红肿已消；舌质紫暗或有瘀斑，苔薄白，脉细涩，趺阳脉弱或消失，局部皮温凉。

【治法】活血化瘀，通脉活络。

【中成药】血塞通、龙血竭胶囊、脉络宁注射液、灯盏花注射液、金纳多注射液、脉络舒通丸（表7-2）。

表 7-2　糖尿病足内治法脉络瘀阻证可选用的中成药

药品名称	药物组成	功能主治	用量用法	注意事项
血塞通	本品主要为五加科人参属植物三七提取的有效部位三七总皂苷，主要为人参皂苷、三七皂苷	活血祛瘀，通脉活络，抑制血小板聚集和增加脑血流量。用于脑络瘀阻，中风偏瘫，心脉瘀阻，胸痹心痛；脑血管病后遗症，冠心病心绞痛属上述证候者	口服，一次50～100mg，一日3次	尚不明确，冠心病心绞痛属上述证候者
龙血竭胶囊	补骨脂、益母草、金钱草、海金沙、琥珀、山慈菇	活血散瘀，定痛止血，敛疮生肌。用于跌打损伤，瘀血作痛	口服，一次4～6粒，一日3次	忌生冷、油腻食物。对酒精及本品过敏者禁用，过敏体质者慎用。经期及哺乳期妇女慎用。该产品用于浅表感染，深度创伤禁用
脉络宁注射液	金银花、牛膝、石斛、玄参	养阴清热，活血祛瘀。用于阴虚内热、血脉瘀阻所致的脱疽	静脉滴注，一次10～20mL，用5%葡萄糖注射液或氯化钠注射液200～250mL稀释后使用，一日1次，10～14天为1个疗程，重症患者可连续使用2～3个疗程	可见过敏反应：皮疹、瘙痒、面部红肿、发热、寒战、心悸、头痛、呼吸困难等，严重者可见过敏性休克。偶见恶心、呕吐、腹痛。偶见局部麻木、抽搐、肌肉震颤。偶见低血压。可见局部静脉炎

续表

药品名称	药物组成	功能主治	用量用法	注意事项
灯盏花素注射液	灯盏花素（主要含野黄芩苷）	活血化瘀，通脉止痛。用于中风后遗症，冠心病，心绞痛	肌肉注射，一次5mg，一日2次。静脉滴注，一次10～20mg，用5%～10%的葡萄糖注射液500mL稀释后静脉滴注。一日1次	过敏反应：潮红、皮肤瘙痒、皮疹、呼吸困难、喘息、憋气、心悸、紫绀、喉头水肿、血压下降、过敏性休克等。全身性损害：寒战、发热、高热、乏力、多汗、疼痛等。呼吸系统：呼吸急促、气短、咳嗽等。心血管系统：心悸、胸闷等。中枢及外周神经系统：头晕、头痛、抽搐等。消化系统：恶心、呕吐、腹痛、腹泻、肝脏生化指标异常（如转氨酶上升）、消化道出血等。其他：静脉炎、血尿等
金纳多注射液	每支含有银杏叶提取物17.5mg，其中银杏黄酮苷4.2mg	主要用于脑部、周围血流循环障碍。急慢性脑机能不全及其后遗症如中风、注意力不集中、记忆力衰退、老年性痴呆。耳部血流及神经障碍如耳鸣、眩晕、听力减退、耳迷路证候群。眼部血流及神经障碍如糖尿病引起的视网膜病变及神经障碍、老年性黄斑变性、视力模糊、慢性青光眼。末梢循环障碍：各种动脉闭塞症、间歇性跛行症、手脚麻痹冰冷。缺血性心脏疾病：冠状动脉供血不足、心绞痛、心肌梗塞	注射治疗：每天或每隔一天深部肌肉注射或缓慢静脉推注（病人平卧）5mL本品。输液治疗：根据病情，通常一日1～2次，一次2～4支。若必要时可调整剂量至一次5支，一日2次。给药时可将本品溶于生理盐水、葡萄糖输液或低分子右旋糖酐或羟乙基淀粉中，混合比例为1：10。若输液为500mL，则静滴速度应控制在大约2～3小时。后续治疗可以口服银杏叶提取物片剂或滴剂。或遵医嘱	本品耐受性良好，可见胃肠道不适、头痛、血压降低、过敏反应等现象，一般不需要特殊处理即可自行缓解。长期静注时，应改变注射部位以减少静脉炎的发生。对本品中任一成分过敏者禁用。避免与小牛血提取物制剂混合使用。高乳酸血症、甲醇中毒者、果糖山梨醇耐受性不佳者及1,6-二磷酸果糖酶缺乏者，给药剂量每次不可超过25mL

续表

药品名称	药物组成	功能主治	用量用法	注意事项
脉络舒通丸	黄芪、金银花、黄柏、苍术、薏苡仁、玄参、当归、白芍、甘草、水蛭、蜈蚣、全蝎	清热解毒，化瘀通络，祛湿消肿。用于湿热瘀阻脉络所致的血栓性浅静脉炎，非急性期深静脉血栓形成所致的下肢肢体肿胀、疼痛、肤色暗红或伴有条索状物	口服，一次1瓶，一日3次	孕妇禁用；深静脉血栓形成初发一周内的患者勿用；忌食辛辣及刺激性食物

8.2.2.1.2 气阴两虚证

【辨证要点】疲乏、易汗出、口干，疮口脓汁清稀较多或足创面肉芽生长缓慢，缠绵难愈；脉虚细。

【症状】消瘦，疲乏无力，易汗出，口干，心悸失眠，舌红，苔薄白，脉虚细。患肢麻木、疼痛，夜间尤甚，足部皮肤感觉迟钝或消失，局部红肿，间歇性跛行，或见疮口脓汁清稀较多或足创面肉芽生长缓慢，缠绵难愈。

【治法】益气养阴。

【中成药】参麦注射液、黄芪注射液（表7-3）。

表7-3 糖尿病足内治法气血亏虚证可选用的中成药

药品名称	药物组成	功能主治	用量用法	注意事项
参麦注射液	人参、麦冬	益气固脱，养阴生津，生脉。用于治疗气阴两虚型之休克、冠心病、病毒性心肌炎、慢性肺心病、粒细胞减少症	一次2～4mL，一日1次。静脉滴注，一次10～60mL（用5%葡萄糖注射液250～500mL稀释后应用）或遵医嘱	对本类药物有过敏史患者禁用。本品不宜在同一容器中与其他药物混用。本品是纯中药制剂，保存不当可能影响产品质量，所以使用前必须对光检查，发现药液出现混浊、沉淀、变色、漏气等现象时不能使用
黄芪注射液	黄芪	益气养元，扶正祛邪，养心通脉，健脾利湿。用于心气虚损、血脉瘀阻之病毒性心肌炎、心功能不全及脾虚湿困之肝炎	肌内注射，一次2～4mL，一日1～2次；静脉滴注，一次10～20mL，一日1次或遵医嘱	服药期间忌食生冷食物。忌烟酒，浓茶。宜进食营养丰富而易消化吸收的食物，饮食有节；保持精神舒畅，劳逸适度。忌过度思虑，避免恼怒、惊恐等不良情绪。严格按照本品适应证使用。黄芪补气升阳，易于助火，有热象者以及表实邪盛，气滞湿阻，食积内停，阴虚阳亢，痈疽初起或溃后热毒尚盛等证忌用。适宜单独使用，不能与其他药物在

续表

药品名称	药物组成	功能主治	用量用法	注意事项
				同一容器中混合使用。谨慎联合用药，如确需联合使用其他药物时，应谨慎考虑与中药注射剂的间隔时间以及药物相互作用等问题。本品是纯中药制剂，保存不当可能影响产品质量。发现药液出现浑浊、沉淀、变色或瓶身有漏气，裂纹等现象时不能使用。如经葡萄糖或氯化钠注射液稀释后出现浑浊、沉淀、变色亦不得使用。务必加强全程用药监护和安全性监测，密切观察用药反应，特别是开始30分钟。发现异常，立即停药。对孕妇、哺乳期妇女的安全性尚未确立，请谨慎使用。儿童用药应严格按千克体重计算。对老人，儿童、心脏严重疾患、肝肾功能异常患者等特殊人群和初次使用的患者应慎重使用。如确需使用，应减量或遵医嘱。本品与氯霉素存在配伍禁忌。本品不能与青霉素类高敏类药物、头孢类合并使用，禁止与抗生素类联合使用。静脉滴注时，必须稀释以后使用。严格控制滴注速度和用药剂量。建议滴速小于40滴/分，一般控制在15～30滴/分。根据患者年龄、病情、体征等从低剂量开始，缓慢滴入。首次用药，宜选用小剂量，慢速滴注。输液时可选用0.9%氯化钠注射液（pH值接近）配伍使用，且应现配现用。用药前仔细询问患者有无过敏史。禁止使用静脉推注的方法给药。建议1个疗程不宜大于2周，坚持中病即止，防止长期用药。对长期使用的在每疗程间要有一定的时间间隔

8.2.2.1.3　气虚血瘀证

【辨证要点】神疲气短，肌肤甲错，舌暗苔薄白，舌底瘀滞。

【症状】神疲乏力，面色晦暗，气短懒言，口渴欲饮，舌暗苔薄白，舌底瘀滞，四肢末梢及躯干部麻木、疼痛及感觉异常；或见肌肤甲错，足部皮肤感觉迟钝或消失，局部红肿，间歇性跛行；或见疮口脓汁清稀较多或足创面腐肉已清，肉芽生长缓慢，经久不愈，跌阳脉搏动减弱或消失。

【治法】益气活血。

【中成药】木丹颗粒、脑脉泰胶囊（表7-4）。

表7-4　糖尿病足内治法气血亏虚证可选用的中成药

药品名称	药物组成	功能主治	用量用法	注意事项
木丹颗粒	黄芪、延胡索（醋制）、三七、赤芍、丹参、川芎、红花、苏木、鸡血藤	益气活血，通络止痛。用于治疗糖尿病性周围神经病变属气虚络阻证，临床表现为四肢末梢及躯干部麻木、疼痛及感觉异常；或见肌肤甲错、面色晦暗、倦怠乏力、神疲懒言、自汗等	饭后半小时服用，用温开水冲服。一次1袋，一日3次。4周为一疗程，可连续服用两个疗程	本品适用于血糖得到有效控制（空腹血糖≤8mmol/L、餐后2小时血糖≤11mmol/L）的糖尿病患者。定期监测血糖、糖化血红蛋白
脑脉泰胶囊	三七、银杏叶、当归、红花、丹参、山楂、鸡血藤、红参、菊花、石决明、何首乌、石菖蒲、葛根	益气活血，息风豁痰。用于缺血性中风（脑梗塞）恢复期中经络属于气虚血瘀证、风痰瘀血闭阻脉络证者。症见：半身不遂，口舌歪斜，舌强言謇或不语，头晕目眩，偏身麻木，面色㿠白，气短乏力，口角流涎等。也可用于急性期以上病证的轻症	口服，一次2粒，一日3次	忌厚腻肥甘之品。夹有感冒发热、目赤、咽痛等火热症者慎用

8.2.2.2　外治法

中医外治疗法的药物选择多遵循清代吴尚先生在《理瀹骈文》提出的"外治之理，即内治之理，外治之药，亦即内治之药，所异者法耳"理论进行。因此治疗糖尿病足的中药也多为益气活血、清热利湿之类的中药。

为避免外用药物治疗出现大面积的过敏反应或刺激反应，建议在应用任何一种外用药物时，均需先小面积试用1～2天，如局部未出现红肿、瘙痒等不良反应，才可大面积使用（表7-5）。

表 7-5　糖尿病足外治法可选用的中成药

药品名称	药物组成	功能主治	用量用法	注意事项
生肌玉红膏	白芷、虫白蜡、当归、甘草、轻粉、血竭、紫草	活血祛腐，解毒生肌。治痈疽、发背等疮，溃烂流脓，以及疔疮、疔根脱出需长肉收口者	疮面洗清后外涂本膏，一日1次。用时先用甘草煎汤，甚者用猪蹄1只，先水煎至软，去蹄及浮油，温洗患处，软绢挹净，挑膏于掌中，撩化，搽新腐肉上，外以太乙膏盖之。大疮，早、晚洗换二次，兼服大补脾胃暖药	忌食辛辣刺激性食物。外用药，切勿入口
五妙水仙膏	黄柏、紫草、五倍子、生石灰	去腐生新，清热解毒。主治毛囊炎、结节性痒疹、寻常疣、神经性皮炎等	外用药。由医生掌握使用。用棉签蘸药膏直接点涂结节部位，待干后（约5分钟）用棉签蘸水将药擦掉，再点下一次，如此反复点涂约3～6次。最后结节部位水肿，与正常组织之间出现明显分界线，自觉灼烧感为之，约7天后干枯，结痂，如有反复使用相同方法用药。发现异常情况请咨询医生	1. 使用前应将药物搅匀，需稀释的药液随配随用，治疗要注意常规消毒，清洁皮肤 2. 擦洗药物，应用生理盐水或冷开水擦洗，不能用酒精棉球擦洗 3. 切忌将药物进入眼内。大血管与近骨膜处药物不能久留 4. 用药后病变组织形成的痂，不可强行剥落，让其自行脱落，少数患者脱痂时间较长，有一定痒感，属正常情况 5. 脱痂初期，皮肤粉红或留有少量色素，一至二个月后与正常皮肤同色

9　预后

预后较差。糖尿病患者下肢截肢的主要原因是糖尿病足，患者最终的结局是溃疡、截肢和死亡，决定糖尿病足溃疡预后的因素较为复杂，包括吸烟、高血压、年龄、糖尿病病程、血糖控制情况、患肢动脉血流减少量等。早期有效的治疗决定预后，因此我们必须重视。

参考文献

1.廖二元.内分泌代谢病学（第2版下册）.北京：人民卫生出版社.2001：1584-1585

2.仝小林.糖尿病中医防治标准（草案）.北京：科学出版社.2014：73

3.中华医学会糖尿病学分会.中国2型糖尿病防治指南（2013年版）.中国糖尿病杂志，2014，08：2-42

4. obbins JM，Strauss G，Afon D，et a1. Mortality rates and diabetic foot ulcers：i8 it time to communicate mortality risk to patients witit diabetic foot ulceration?J Am Podiatr Med Assoc. 2008. 98：489. 493

5.中华中医药学会.糖尿病中医防治指南//糖尿病中医防治指南解读.中国中医药出版社，2009：148-151

6.张秀丽，梁朝侠.理渖王软胶囊治疗糖尿病足35例.陕西中医，2006，27（10）：1241

7.吴斌.龙血竭胶囊治疗糖尿病足部溃疡18例观察.中华实用中西医杂志，2004，4（17）：3423

8.廉波，马冬梅.脉络宁合前列腺素E1治疗糖尿病足32例临床观察.疑难病杂志，2004，3（6）：352

9.朱峰，末洁.脉络宁注射液和补阳还五汤治疗糖尿病足30例.吉林中药，2000，33（4）：45

10.许文灿，林建才，张云，等.灯盏花素注射液治疗糖尿病足的疗效及其发病机制研究.现代中西医结合杂志，2005，14（3）：296

11.程瑶，卢韬，肖彩虹.金纳多治疗糖尿病足疗效观察.哈尔滨医药，2000，20（1）：17

12.李秀梅，弭艳旭，弭艳红.木丹颗粒治疗糖尿病足80例护理研究.河北中医，2015，11（10）：1574-1576

13.谢海鹰，万其容，郑承红，等.脑脉泰胶囊治疗早期糖尿病足疗效研究.中国全科医学，2008，12（16）：1499-1500

14.莫耘松.参脉麦注射液治疗糖尿病足的临床观察.浙江中西医结合杂志，2000，10（3）：169

15.肖正华，陈定宇，梁伟，等.黄芪注射液外敷治疗糖尿病足部溃疡52例疗效观察.新中医，2005，37（12）：47

16.朱晓娟，张娣娣，姚静，等.生肌玉红膏外敷治疗糖尿病足湿热毒盛证28例患者的护理.中华中医药学会糖尿病分会.第十四次全国中医糖尿病大会论文集.中华中医药学会糖尿病分会，2012：3

17.黄淑云，黄丽丽，姜佃翠，等.五妙水仙膏在糖尿病足治疗中的应用.现代医药卫生，2003，19（3）：313

第八章 糖尿病勃起功能障碍

1 范围

本《指南》规定了糖尿病勃起功能障碍的诊断、辨证和中成药治疗。

本《指南》适用于糖尿病勃起功能障碍的诊断、辨证和中成药治疗。

2 术语和定义

下列术语和定义适用于本《指南》。

勃起功能障碍（erectile dysfunction，ED）是指不能达到和维持足以进行满意的性交勃起，而由糖尿病引起的勃起功能障碍，称为糖尿病勃起功能障碍（diabetic erectile dysfunction，DED）。糖尿病勃起功能障碍是糖尿病患者常见的一种并发症，属于中医"阳痿""阴痿""筋痿""阴器不用""宗筋弛纵"等范畴。

3 流行病学

糖尿病勃起功能障碍在不同人种中都有较高的发病率，有研究表明，DM 患者 ED 发病率是非 DM 患者的 1.9 ～ 4 倍，发生时间平均早 10 年。国内外文献显示 DED 患病率多为 50% 左右，国内的一项大样本研究则显示糖尿病患者中 ED 的患病率高达 75.2%。一项回顾性调查分析 320 例 2 型糖尿病患者，ED 的总患病率为 39.4%；年龄大于 65 岁的患者患病率为 63.2%，在病程分组中，ED 患病率随病程延长呈进行性增高。

4 病因病理

4.1 中医病因病机

消渴病久积损，兼恣情纵欲、劳伤心脾、情志不遂、嗜好烟酒肥甘等，导致湿瘀内阻、气血不畅、气血生化不足、肾虚精亏、宗筋失养、作强不能、阳事不举。病因多有肾虚、脾虚、肝郁、血瘀等多种因素。

4.2 西医病因病理

本病以糖尿病代谢异常所致男性阳事痿而不举，或临房举而不坚，或坚而不久，不能进行满意的性生活为特征，属于西医 ED（阴茎持续不能达到和维持足以进行满意性生活的勃起，时间超过 6 个月）。DM 患者大血管病变使髂内动脉 – 海绵体 – 螺旋动脉粥样硬化，从而降低动脉压和动脉血液向海绵窦灌流，增加达到最大勃起的时间，降低了阴茎勃起硬度。DM 周围神经病变使神经传导障碍，支配阴茎的舒血管肠肽能、胆碱能、肾上腺素能神经损坏，并引起与阴茎勃起相关的神经递质浓度改变，最终导致 ED。DMED 患者血管床及阴茎海绵体平滑肌中存在大量糖基化终末产物（advanced glycation end products，AGEs）。AGEs 影响平滑肌细胞的离子通道和受体，特别是钾离子通道，从而减少钙离子的释放，致使动脉血流量减少，海绵体平滑肌松弛机制受损。DMED 患者海绵体组织中精氢酸酶 Ⅱ 表达增加，NOS 还原增加，NO 生成减少是 DMED 的可能机制之一。

5 临床表现

典型的糖尿病勃起功能障碍，包括糖尿病和勃起功能障碍两组症状。糖尿病症状可有口渴多饮、多食而瘦、尿多而甜为主的症状；也可表现为非典型症状，如乏力、懒动、易疲劳、皮肤瘙痒或外阴瘙痒、皮肤化脓性感染、视物模糊等。勃起功能障碍以阳事痿而不举，或临房举而不坚，或坚而不久，不能进行满意的性生活为特征。

6 诊断

糖尿病勃起功能障碍的诊断应包括两方面的内容：一是由糖尿病专科医生或内科医生根据糖尿病临床症状和实验室检查结果做出糖尿病诊断；二是 ED 的诊断。本病的诊断参照《中华人民共和国中医药行业标准——中医内科病证诊断疗效标准》《中药新药临床研究指导原则》《临床诊疗指南——内分泌及代谢性疾病分册》《中国男科疾病诊断治疗指南（2013版）》中有关消渴病和阴茎勃起功能障诊断标准进行诊断，诊断要点如下：

（1）口渴多饮，多食易饥，尿频量多，形体消瘦。

（2）空腹血糖（FPG）≥ 7.0mmol/L（126mg/dL）；或糖耐量实验（OGTT）中服糖后2小时血糖（2hPG）≥ 11.1mmol/L（200mg/dL）；或随机血糖≥ 11.1mmol/L（200mg/dL）。

（3）青壮年男性，在性生活时阴茎不能勃起，或勃而不坚，不能进行正常性生活。

（4）多有房事太过，或青少年期多犯手淫史。常伴有神倦乏力，腰酸膝软，畏寒肢冷，或小便不畅，滴沥不尽等症。

（5）排除性器官发育不全，或药物引起的阳痿。

7 鉴别诊断

诊断本病须除外其他原因所致勃起功能障碍的可能，尤其是与精神性和器质性勃起功能障碍相鉴别。

精神性勃起功能障碍，常以突然发病为特点；器质性勃起功能障碍多起病缓慢；精神性勃起功能障碍患者主诉中往往存在境遇性勃起，器质性原因所致的勃起功能障碍则与场景、机遇无关；精神性勃起功能障碍有正常的夜间和晨起勃起，而器质性勃起功能障碍则无此现象或明显减弱。

8 治疗

8.1 西医治疗原则

8.1.1 作为一种同时影响生理和心理的慢性疾病，ED 的治疗目标应该是全面康复：达到和维持坚挺的勃起硬度，并恢复满意的性生活。

8.1.2 心理治疗与疾病治疗并重。

8.1.3 基础治疗包括改变不良生活方式、戒烟、限酒。

8.1.4 良好的控糖可以延缓 ED 的进展。

8.1.5 5 型磷酸二酯酶（PDE5）抑制剂是目前的首选疗法。

8.1.6 其他治疗包括雄激素、海绵体注射、负压吸引等。

8.2 中成药用药方案

8.2.1 基本原则

8.2.1.1 本病辨治要点在于把握糖尿病治疗和勃起功能障碍治疗的关系。糖尿病是本，勃起功能障碍是标，还须把握降糖与治痿的因果及主次关系，有效地控制血糖是治疗本病的前提，而改善血运，调节局部血管神经的功能状态是关键。

8.2.1.2　实证者，肝郁宜疏通，湿热应清利，血瘀宜活血；虚证者，肾虚宜温补，结合养精；心脾血虚当调养气血，佐以温补开郁；虚实夹杂者需标本兼顾。

8.2.2　分证论治（表 8-1）

表 8-1　糖尿病勃起功能障碍分证论治

证型	辨证要点	治法	中成药
肝气郁结证	阳事不起，或起而不坚，情志抑郁，喜叹息，或烦躁易怒，胸胁或少腹胀满，舌质红，苔薄白，脉弦	疏肝解郁，行气振痿	疏肝益阳胶囊
气滞血瘀证	阳痿不举，龟头青暗，或见腰、小腹、会阴部位的刺痛或不适，舌质紫暗或有瘀斑瘀点，脉弦涩	行气活血，化瘀起痿	通心络胶囊
阴阳两虚证	阳事不举，遗精早泄，眩晕耳鸣，神疲，畏寒肢冷，五心烦热，心悸腰酸，舌瘦质红，少津，脉沉细数	阴阳双补，通络振痿	七味消渴胶囊、百令胶囊、复方玄驹胶囊

以下内容为上表内容的详解，重点强调同病同证情况下不同中成药选用区别。

8.2.2.1　肝气郁结证

【辨证要点】阳事不起，或起而不坚，情志抑郁，喜叹息，或烦躁易怒，胸胁或少腹胀满，脉弦。

【症状】阳痿，阴茎萎软不举或举而不坚，胸闷，气短，情志抑郁，善太息，烦躁易怒，胸胁胀满，腰膝酸软，舌淡或有瘀斑，或见舌质红，苔薄黄或苔薄白，脉弦或弦细。

【治法】疏肝解郁，行气振痿。

【中成药】疏肝益阳胶囊（表 8-2）。

表 8-2　糖尿病勃起功能障碍肝气郁结证可选用的中成药

药品名称	药物组成	功能主治	用量用法	注意事项
疏肝益阳胶囊	蒺藜、柴胡、蜂房、地龙、水蛭、九香虫、紫梢花、蛇床子、远志、肉苁蓉、菟丝子、五味子、巴戟天、蜈蚣、石菖蒲	疏肝解郁，活血补肾。用于肝郁肾虚和肝郁肾虚兼血瘀证所致功能性阳痿和轻度动脉供血不足性阳痿，症见阳痿，阴茎萎软不举或举而不坚，胸闷善太息，胸胁胀满，腰膝酸软，舌淡或有瘀斑，脉弦或弦细	口服。一次 4 粒，一日 3 次，4 周为一疗程	感冒期间停用；治疗期间禁止酗酒及过度吸烟，避免一切过度精神刺激；出血性疾病患者慎用

8.2.2.2 气滞血瘀证

【辨证要点】阳痿不举，龟头青暗，或见腰、小腹、会阴部位的刺痛或不适，舌质紫暗，脉涩。

【症状】阳痿不举，龟头青暗，或见急躁易怒，胸胁胀闷，咽部或有异物感，口唇爪甲紫暗，皮肤青紫斑或粗糙，局部刺痛或绞痛固定不移，或见面部色素沉着，眼圈黑，舌紫暗或有青紫斑点，舌下静脉青暗粗大，脉涩等。

【治法】行气活血，化瘀起痿。

【中成药】通心络胶囊（表8–3）。

表8–3　糖尿病勃起功能障碍气滞血瘀证可选用的中成药

药品名称	药物组成	功能主治	用量用法	注意事项
通心络胶囊	人参、水蛭、全蝎、土鳖虫、蜈蚣、蝉蜕、赤芍、檀香、降香、乳香、酸枣仁、冰片	通络止痛。用于冠心病心绞痛属心气虚乏、血瘀络阻证，症见胸部憋闷、刺痛、绞痛、固定不移、心悸自汗、气短乏力、舌质紫暗或有瘀斑、脉细涩或结代。亦用于气虚血瘀络阻型中风病，症见半身不遂或偏身麻木，口舌歪斜，言语不利	口服。一次2～4粒，一日3次	出血性疾患，孕妇及妇女经期及阴虚火旺型中风禁用；个别患者用药后可出现胃部不适或胃痛。服药后胃部不适者宜改为饭后服用

8.2.2.3 阴阳两虚证

【辨证要点】阳事不举，遗精早泄，神疲乏力，腰膝酸软，肢冷尿频，性欲低下，舌红少苔、脉细数或舌淡苔白、脉沉迟。

【症状】遗精失眠，多梦，五心烦热，盗汗或自汗，神疲乏力，精神不振，腰膝酸软，少腹阴器发凉，精冷滑泄，肢冷尿频，性欲低下，眩晕耳鸣，烦躁，头昏，舌红少苔、脉细数或舌淡苔白、脉沉迟。

【治法】阴阳双补，通络振痿。

【中成药】七味消渴胶囊、百令胶囊、复方玄驹胶囊、健阳胶囊（表8–4）。

表8–4　糖尿病勃起功能障碍阴阳两虚证可选用的中成药

药品名称	药物组成	功能主治	用量用法	注意事项
七味消渴胶囊	黄芪、蚕蛾、黄精（酒制）、枸杞子、葛根、天花粉、大黄（酒制）	滋阴壮阳，益气活血，用于消渴病（糖尿病2型）阴阳两虚兼气虚血瘀证	口服，一次4粒，一日3次，疗程2个月	使用本品期间，请注意定期复查血糖；根据病情需要，本品可与西药口服降糖药合并使用

续表

药品名称	药物组成	功能主治	用量用法	注意事项
百令胶囊	发酵冬虫夏草菌粉（CS-C-Q80）	补肺肾，益精气。用于肺肾两虚引起的咳嗽、气喘、咯血、腰背酸痛；慢性支气管炎的辅助治疗	口服。规格1（每粒装0.2g）一次5～15粒，一日3次。慢性肾功能不全：一次10粒，一日3次；疗程8周。规格2（每粒装0.5g），一次2～6粒，一日3次。慢性肾功能不全：一次4粒，一日3次；疗程8周	忌辛辣、生冷、油腻食物
复方玄驹胶囊	黑蚂蚁、淫羊藿、枸杞子、蛇床子	温肾、壮阳、益精。用于肾阳虚型，症见神疲乏力，精神不振，腰膝酸软，少腹阴器发凉，精冷滑泄，肢冷尿频，性欲低下，功能性勃起功能障碍等。亦可用于改善类风湿关节炎肾阳不足、风寒痹阻证引起的关节疼痛、肿胀症状	口服。一次3粒，一日3次。疗程4周	阴虚火旺患者慎服，有药物过敏史、过敏体质者在医师指导下服用；恶心、呕吐、头晕等不适症状者，饭后、减量服用，或遵医嘱
健阳胶囊	蜈蚣粉、淫羊藿提取物（粉）、甘草提取物（粉）、蜂王浆	补肾益精、助阳兴萎。用于肾阳虚型，症见神疲乏力，精神不振，腰膝酸软，少腹阴器发凉，精冷滑泄，肢冷尿频，性欲低下，功能性勃起功能障碍等	黄酒或温开水送服，一次3粒，一日2次，早晚服。疗程30天	忌房事过度和生冷，防止身受寒湿及过度劳累。肝、肾功能不全者慎用

9 预后

预后一般。须配合积极控糖，且心理治疗与生理治疗并重。

参考文献

1. 仝小林. 糖尿病中医防治标准（草案）. 北京：科学出版社，2014：40

2. 黄淑妍，陈澍，凤仪萍. 糖尿病性勃起功能障碍研究进展. 中华男科学杂志，2006，12（2）：178-180

3. Dey J，Shepherd MD.Evaluation and treatment of erectile dysfunction in men with diabetes mellitus.Mayo ClinProc，2002，77（3）：276-282

4. Fedele D，Bortolotti A，Coscelli C，et al.Erectile dysfunction in type 1 and type 2 diabetes in Italy．Int J Epidemiol，2000，29（3）：524-531

5. Brown JS，Wessells H，Chancellor MB，et al．Urologic complications of diabetes．Diabetes Care，2005，28（1）：177-185

6. 中国 2 型糖尿病勃起功能障碍多中心调查协作组. 2 型糖尿病患者勃起功能障碍患病率及西地那非的疗效和安全性评价.Chin J Endocrinol Metab，2005，21（4）：348-352

7. 中华医学会男科学分会. 阴茎勃起功能障碍诊断与治疗指南. 北京：人民卫生出版社，2013：17-30

8. 王琦，杨吉相，李国信，等. 疏肝益阳胶囊治疗勃起功能障碍多中心随机对照试验. 北京中医药大学学报，2004，12（4）：72-75

9. 王营. 通心络胶囊治疗糖尿病性勃起功能障碍疗效观察. 现代中西医结合杂志，2009，33（22）：2667

10. 七味消渴胶囊治疗糖尿病并发 ED 的研究. 医药世界，2003，5（1）：52

11. 徐泽杰. 百令胶囊治疗糖尿病阳痿 68 例. 中国药师，2014，14（2）：271-273

12. 李团生. 复方玄驹胶囊治疗糖尿病性阳痿 50 例. 中国中医药现代远程教育，2010，13（10）：89-90

13. 许辉，于静，叶茂. 健阳胶囊治疗 2 型糖尿病勃起功能障碍效果分析. 中国医药导报，2014，22（7）：38-40

第九章　糖尿病合并脂代谢紊乱

1　范围

本《指南》规定了糖尿病合并脂代谢紊乱的诊断、辨证和中成药治疗。

本《指南》适用于糖尿病合并脂代谢紊乱的诊断、辨证和中成药治疗。

2　术语和定义

下列术语和定义适用于本《指南》。

糖尿病合并脂代谢紊乱主要是指在高血糖的同时，伴有血浆甘油三酯（TG）增高和高密度脂蛋白胆固醇（HDL-C）降低，或伴有低密度脂蛋白胆固醇（LDL-C）增高，或伴有胰岛素抵抗的一种状态。糖尿病合并脂代谢紊乱属于中医"痰证""瘀证"等范畴。

3　流行病学

随着诊断技术的进步，公众对于健康的关注度增高，越来越多的 2 型糖尿病被早期发现并治疗。大量研究证实，脂代谢紊乱是 2 型糖尿病血管并发症的重要危险因素，肥胖被认为是影响 2 型糖尿病发病最强的环境因子，其人群归因分值占到 77%。国内多项研究表明，2 型糖尿病合并脂肪肝患病率约为 40%～60%。2 型糖尿病患者中 BMI ≥ 24kg/m^2 的人群比例高达 75%。其中，中心性肥胖对 2 型糖尿病的危害性要比总体性肥胖的风险更高，2002 年我国 11 省市的调查结果显示，2 型糖尿病患者的腰臀比（waist-to-hipratio，WHR）平均为 0.90，高于正常人的 0.83，说明 WHR 异常是 2 型糖尿病的危险因素，应引起足够重视。

4　病因病理

4.1　中医病因病机

由于嗜食肥甘、醇酒厚味，喜逸恶劳，缺乏锻炼；或七情内伤，化火伤阴，损伤脾胃，致脾虚气弱，中州健运、升清、统摄失常；或肾精亏耗，滋养、温煦封藏失职，气化不及、水谷精微不能正常转化利用，变生浊邪，不得宣泄，留于血中而成痰浊。日久则脾肾两亏，气阴俱损，气虚则率血无力，血滞为瘀；脾虚生湿，阻碍气机，气滞血瘀；肾虚气化失常，血涩为瘀；阴血不足，虚火灼津为痰，痰阻血凝，痰瘀互结，最终为患。

糖尿病之初，多肺胃热盛，然病变日久，终归脾肾。脾主湿，湿聚则为痰；肾主水，水泛亦为痰，故痰之化无不在脾，而痰之本无不在肾。脾虚气弱，浊邪不得宣泄，留于血中而成痰浊；肾精亏耗则滋养、温煦封藏失职，水谷精微不能正常转化利用，变生浊邪，蓄积脉内；继则脾肾俱亏，气阴俱损，瘀血内停；日久则气阴两虚，痰瘀互结，阻滞血脉。

痰浊瘀血既生，作为新的致病因素，可进一步加重脾肾亏虚，导致痰瘀再生，形成恶性循环，变证丛生，最终发展至阴阳两虚。本病病机为本虚标实，因虚致实，虚实夹杂。脾肾亏虚，痰瘀内阻为其基本病机，以肝脾肾虚为本，痰浊、瘀血为标。

4.2 西医病因病理

胰岛素抵抗和胰岛素缺乏是导致脂代谢紊乱的中心环节。在胰岛素抵抗和胰岛素缺乏时，脂蛋白脂酶（LPL）合成的量及活性都降低，加之糖化使 LDL 受体功能减退，导致富含 TG 颗粒的极低密度脂蛋白（VLDL）水解速度减慢，清除时间延长，血 TG 和 VLDL 水平升高。肝脏代谢脂质的能力受损，脂肪组织的分解代谢增强，大量的游离脂肪酸（FFA）进入肝脏，原料增多，使肝脏合成并释放大量 VLDL 及胆固醇酯。肝脏中间密度脂蛋白（IDL）合成 HDL 减少，而肝脂酶（HL）活性增强，降解和清除 HDL 加快，使血浆 HDL 的水平下降。血脂异常已成为糖尿病的独立危险因素，在糖尿病的早期即存在着较明显的脂代谢紊乱，由于糖尿病与脂代谢紊乱密不可分，故糖尿病也有"糖脂病"之称。

5 临床表现

5.1 症状

糖尿病合并脂代谢紊乱，一般无典型的"三多一少"症状，患者往往表现为形胖懒动、倦怠乏力、口渴不多饮、纳食多、胸闷脘痞，或有头晕、头痛、舌体胖、舌质暗或暗淡、苔白、脉濡细或滑。合并高血压可见腰酸腿软、倦怠乏力、头晕耳鸣等症状；合并冠心病可出现胸闷憋气、心悸、动则气喘等症状。

5.3 体征

本病早期无明显体征或仅见形体丰腴；之后可逐渐出现血糖或（和）血压升高，体重指数升高等。

6 诊断

6.1 有糖尿病病史。

6.2 参照中华医学会《中国成人血脂异常防治指南》进行分型分层（表 9-1、表 9-2）。

表 9-1 血脂异常的临床分型

分型	TC	TG	HDL-C	相当于 WHO 表型
高胆固醇血症	增高			Ⅱa
高甘油三酯血症		增高		Ⅳ、Ⅰ
混合型高脂血症	增高			Ⅱb、Ⅲ、Ⅳ、Ⅴ
低高密度脂蛋白血症		增高	降低	

表 9-2 血脂水平分层标准

分层	TC	LDL-C	HDL-C	TG
合适范围	< 5.18 mmol/L（200 mg/dL）	< 3.37 mmol/L（130 mg/dL）	≥ 1.04 mmol/L（40 mg/dL）	< 1.70 mmol/L（150 mg/dL）

续表

分层	TC	LDL-C	HDL-C	TG
边缘升高	5.18～6.19 mmol/L（200～239 mg/dL）	3.37～4.12 mmol/L（130～159 mg/dL）		1.70～2.25mmol/L（150～199mg/dL）
升高	5.18～6.19 mmol/L（200～239 mg/dL）	≥4.14 mmol/L（160 mg/dL）	≥1.55 mmol/L（60 mg/dL）	≥2.26 mmol/L（200 mg/dL）
降低			<1.04 mmol/L（40 mg/dL）	

7　鉴别诊断

7.1　其他继发因素或合并因素所致脂质代谢异常

常见的继发因素包括甲状腺功能减退症、肾病综合征、慢性肾功能衰竭、阻塞性肝病和药物（如大剂量噻嗪类利尿剂、β受体阻滞剂、糖皮质激素）等。

7.2　原发性脂质代谢异常

由于先天遗传因素或后天的饮食习惯、生活方式及某些环境因素等引起的脂质代谢异常属原发性，如普通型高TG血症、家族性高胆固醇血症等。

8　治疗

8.1　西医治疗原则

目前本病防治的主要目标是预防临床心血管疾病以及2型糖尿病的发生，对已有心血管疾病者则要预防心血管事件再发。积极且持久的生活方式治疗是达到上述目标的重要措施。原则上应先启动生活方式治疗，然后是针对各种危险因素的药物治疗。

8.1.1　生活方式干预

保持理想的体重、适当运动、改变饮食结构以减少热量摄入、戒烟和不过量饮酒等，不仅能减轻胰岛素抵抗和高胰岛素血症，也能改善糖耐量和其他心血管疾病危险因素。

8.1.2　药物治疗

针对各种危险因素如糖尿病或糖调节受损、高血压、血脂紊乱以及肥胖等的药物治疗，治疗目标如下：①体重在一年内减轻降低7%～10%，争取达到正常BMI和腰围；②血压：糖尿病患者<130/80 mmHg，非糖尿病患者<140/90 mmHg；③LDL-C<2.60 mmol/L、甘油三酯<1.70 mmol/L、HDL-C>1.04 mmol/L（男）或>1.30 mmol/L（女）；④空腹血糖<6.1 mmol/L、负荷后2 h血糖<7.8 mmol/L及HbA1c<7.0%。

8.2　中成药用药方案

8.2.1　基本原则

8.2.1.1　注重辨证论治。

8.2.1.2　须合并降糖药物同时使用。

8.2.2 分证论治（表 9–3）

表 9–3　糖尿病合并脂代谢紊乱分证论治

证型	辨证要点	治法	中成药
痰瘀互结证	局部肿块刺痛，胸脘腹胀，头身困重，或四肢倦怠，舌质暗、有瘀斑，脉弦或沉涩	祛痰化瘀	血脂康胶囊、荷丹片

以下内容为上表内容的详解，重点强调同病同证情况下不同中成药选用区别。

8.2.2.1 痰瘀互结证

【辨证要点】局部肿块刺痛，胸脘腹胀，头身困重，或四肢倦怠，舌质暗、有瘀斑，脉弦或沉涩。

【症状】体型肥胖、头身困重、乏力、口渴不多饮、纳食多、局部肿块刺痛、胸闷脘痞、或有头晕、头痛、舌体胖、舌质暗或暗淡、苔白、脉濡细或滑。

【治法】祛痰化瘀。

【中成药】血脂康胶囊、荷丹片（表 9–4）。

表 9–4　糖尿病合并脂代谢紊乱痰瘀互结证可选用的中成药

药品名称	药物组成	功能主治	用量用法	注意事项
血脂康胶囊	红曲	除湿祛痰，活血化瘀，健脾消食。用于脾虚痰瘀阻滞证的气短、乏力、头晕、头痛、胸闷、腹胀、食少纳呆等；高脂血症；也可用于由高脂血症及动脉粥样硬化引起的心脑血管疾病的辅助治疗	口服。一次2粒，一日2次，早晚饭后服用；轻、中度患者一日2粒，晚饭后服用。或遵医嘱	对本品过敏者禁用；活动性肝炎或无法解释的血清氨基转移酶升高者禁用；用药期间应定期检查血脂、血清氨基转移酶和肌酸磷酸激酶；有肝病史者服用本品尤其要注意肝功能的监测；在本品治疗过程中，如发生血清氨基转移酶增高达正常高限3倍，或血清肌酸磷酸激酶显著增高时，应停用本品；不推荐孕妇及乳母使用；儿童用药的安全性和有效性尚未确定
荷丹片	荷叶、丹参、山楂、番泻叶、盐补骨脂	用于高脂血症属痰浊挟瘀症候者	口服。一次2片，一日3次，饭前服用。8周为一疗程，或遵医嘱	偶见腹泻、恶心、口干。脾胃虚寒、便溏者忌服。孕妇禁服

9 预后

预后一般。须降糖与调脂并重，若发生心血管事件，预后多不良。

参考文献

1. 安冬青，吴宗贵，梁春，等. 血脂异常中西医结合诊疗专家共识［J］. 中国全科医学，2017，20（03）：262-269

2. 路亮. 101 例 2 型糖尿病合并血脂异常患者的中医证候分析. 福建中医药大学，2009

3. 邓宏明，肖常青，潘海林，等. 2 型糖尿病患者合并脂肪肝的多因素分析. 临床内科杂志，2003，20（1）：22-25

4. 闫焱. 住院糖尿病患者脂肪肝患病情况回顾性分析. 复旦大学，2012

5. 黄寅莹. 2 型糖尿病并脂代谢紊乱的中医证候及相关因素的临床研究. 湖北中医药大学，2013

第十章 糖尿病合并心脏病

1 范围

本《指南》规定了糖尿病合并心脏病的诊断、辨证和中成药治疗。

本《指南》适用于糖尿病合并心脏病的诊断、辨证和中成药治疗。

2 术语和定义

下列术语和定义适用于本《指南》。

糖尿病合并心脏病是指糖尿病并发或伴发的心脏血管系统的病变，涉及心脏的大、中、小、微血管损害。包括非特异性冠状动脉粥样硬化性心脏病（冠心病），微血管病变性心肌病和心脏自主神经功能失调所致的心律失常和心功能不全。属于中医"心悸""胸痹心痛""真心痛"等范畴。

3 流行病学

国内住院糖尿病患者中，合并冠心病者高达 30% ～ 38%。首钢集团 3 万人群调查资料发现，糖尿病人群冠心病患病率为 9.3%，糖耐量正常组为 2.5%，而糖耐量受损者冠心病发生率明显高于糖耐量正常者。

4 病因病理

4.1 中医病因病机

糖尿病合并心脏病为糖尿病迁延日久，累及心脏，因心气阴虚或心脾两虚，致痰浊、瘀血内阻心络，或素体心阴阳亏虚，或久病而致心肾阳虚。其病位在心，涉及肺、脾、肝、肾。病性为本虚标实，虚实夹杂，以气血阴阳亏虚为本，以痰浊、血瘀为标。

4.2 西医病因病理

糖尿病合并心脏病与胰岛素抵抗、高血糖、高血压、脂质代谢紊乱、血管壁功能障碍、心肌细胞代谢异常、微循环异常、氧化应激亢进、糖基化终末产物等因素的参与有关。其发病机制至今尚未完全阐明，目前研究显示主要与高血糖、高胰岛素血症及胰岛素抵抗、脂代谢异常、高血压、血小板及凝血功能异常、超氧化物歧化酶（SOD）活性下降、内皮细胞功能障碍、血浆半胱氨酸、多元醇通路激活、蛋白激酶（PKC）代谢异常、血管紧张素转换酶（ACE）基因多态性、神经内分泌因素、微量白蛋白尿、慢性轻度炎症和遗传因素相关。

5 临床表现

5.1 症状

心悸，胸闷，胸痛，气短，乏力。

心绞痛，胸部有绞痛、紧缩、压迫或沉重感，由胸骨后放射到颈、上腹或左肩，持续时间 3 ～ 5 分钟，休息或含服硝酸甘油 2 ～ 3 分钟缓解，但糖尿病患者心绞痛常不典型。

无痛性心肌梗死，心肌梗塞面积大，透壁心梗多，因心脏自主神经病变，痛觉传入神经功能减弱，约 24%～42% 胸痛不明显，表现为无痛性心肌梗死，或仅有恶心呕吐、疲乏、呼吸困难、不能平卧等不同程度的左心功能不全。有的起病突然，迅速发展至严重的心律失常或心源性休克或昏迷状态而发生猝死。

糖尿病心肌病，早期无明显症状，劳累后可有胸闷憋气、乏力气短；中期疲劳乏力、胸闷气短、心悸等症状较明显。75% 的患者有不同程度的左心室功能不全；后期患者症状加剧，左心室衰进一步加剧，表现呼吸困难，或有端坐呼吸，有 30% 的患者伴有心衰。常因充血性心力衰竭、心源性休克、严重心律失常等而致死，约有 1/3 患者死于心衰。

5.2　体征

心电图特异性改变，早期心尖区可闻及第四心音，第一心音低钝，P₂ 亢进，二尖瓣关闭不全，闻及收缩期杂音，双肺底湿性啰音。心脏扩大，左心室收缩、舒张功能障碍；中期 75% 的患者有不同程度的左心室功能不全；后期 30% 的患者伴有右心衰和体循环瘀血征。

6　诊断

糖尿病合并心脏病的诊断应根据糖尿病病史、临床表现、理化检查以及心脏功能等全面综合才能作出诊断。

6.1　糖尿病冠心病

6.1.1　糖尿病史，年龄大于 40 岁。

6.1.2　有心绞痛表现，常不典型。

6.1.3　有明显诱因，如劳累、情绪变化。

6.1.4　心电图有典型或不典型心肌缺血，休息时心电图心肌缺血的意义大于非糖尿病病人。糖尿病心肌梗死大多有不典型心电图，可表现为 ST 段抬高或者非 ST 抬高和有 Q 波或无 Q 波心肌梗死。

6.1.5　心肌梗死可检测到心脏标记物（肌钙蛋白 T 或 I，血清酶改变）。

6.1.6　具有两条以上冠心病危险因子，如高血压、高脂血症、尿微量白蛋白、高胰岛素血症、吸烟、家族史。

6.2　糖尿病心肌病

6.2.1　症状：糖尿病伴心悸、胸闷、气短、乏力、呼吸困难、紫绀、浮肿。

6.2.2　心电图改变：房室传导阻滞及室内传导阻滞，室性早博，心房纤颤，左心室扩大，有的只有 ST 改变。

6.2.3　胸部 X 线摄片：心脏扩大，肺淤血。

6.2.4　超声心动图：左心室扩大，室壁运动减弱、消失或僵硬，心功能下降。

6.2.5　心功能检查：收缩前期（PEP）延长，左室射血时间（LVET）及 PEP/LVET 比值增加。

6.2.6　除外其他器质性心肌病者。

7　鉴别诊断

需与肋间神经痛和肋软骨炎相鉴别，前者疼痛常累及 1～2 个肋间，但并不一定局限在胸前，为刺痛或灼痛，多为持续性而非发作性，咳嗽、用力呼吸和身体转动可使疼痛加剧，沿神经行径处有压痛，手臂上举活动时局部有牵拉疼痛；后者则在肋软骨处有压痛。此外不典型疼痛时还需与反流性食管炎等食管疾病、膈疝、消化性溃疡、肠道疾病、颈椎病等相鉴别。

8 治疗

8.1 西医治疗原则

从糖尿病前期开始全面控制心血管危险因素、综合防治冠心病。主要包括：①抗血小板凝聚、抗凝、扩张血管；②控制血压；③调节血脂代谢；④控制血糖；⑤糖尿病教育，饮食运动控制，保持标准体重范围。

8.2 中成药用药方案

8.2.1 基本原则

糖尿病合并心脏病首先要辨别虚实，分清标本。本病以气血阴阳两虚为本，气滞、痰浊、血瘀、寒凝为标，病机表现为本虚标实，虚实夹杂，发作期以标实为主，缓解期以本虚为主的特点，其治则应补其不足，泻其有余。虚证当以益气养阴为主，根据兼瘀、痰、寒、水的不同，分别采用活血通络，健脾祛痰，宣痹通阳，祛寒通络，温阳利水等标本同治的原则。病到后期，虚中有实，病情复杂，则宜标本兼顾，攻补兼施；一旦发生脱证之先兆，如疼痛剧烈，四肢厥冷或脉微欲绝等，必须尽早投用益气固脱之品，并予积极抢救。

8.2.2 分证论治（表10-1）

表 10-1 糖尿病合并心脏病分证论治

证型	辨证要点	治法	中成药
气阴两虚证	胸闷隐痛，时作时止，心悸气短，神疲乏力，气短懒言，自汗，盗汗，口干欲饮，舌偏红或舌淡暗，少苔，脉虚数或细弱无力或结代	益气养阴，活血通络	参松养心胶囊
心脉瘀阻证	心痛如刺，痛引肩背、内臂，胸闷心悸，舌质紫暗，脉细涩或结代	活血化瘀，通络止痛	复方丹参滴丸、通心络胶囊、麝香保心丸、地奥心血康胶囊
阴阳两虚证	眩晕耳鸣，心悸气短，大汗出，畏寒肢冷，甚则晕厥，舌淡，苔薄白或如常，脉弱或结代	滋阴补阳，化瘀通脉	养心氏片
水气凌心证	气喘，咳嗽吐稀白痰，夜睡憋醒，或夜寐不能平卧，心悸，动辄加剧，畏寒，肢冷，腰酸，尿少，面色苍白或见青紫，全身水肿，舌淡胖，苔白滑，脉沉细或结代	温阳利水	芪苈强心胶囊

以下内容为表10-1内容的详解，重点强调同病同证情况下不同中成药选用区别。

8.2.2.1　气阴两虚证

【辨证要点】心悸气短，神疲乏力，气短懒言，舌少苔，脉虚数或细弱无力或结代。

【症状】胸闷隐痛，时作时止，心悸气短，神疲乏力，气短懒言，自汗，盗汗，口干欲饮，舌偏红或舌淡暗，少苔，脉虚数或细弱无力或结代。

【治法】益气养阴，活血通络。

【中成药】参松养心胶囊（表10-2）。

表10-2　糖尿病合并心脏病气阴两虚证可选用的中成药

药品名称	药物组成	功能主治	用量用法	注意事项
参松养心胶囊	人参、麦冬、山茱萸、丹参、酸枣仁（炒）、桑寄生、赤芍、土鳖虫、甘松、黄连、南五味子、龙骨等	益气养阴，活血通络，清心安神。用于治疗冠心病室性早搏属气阴两虚，心络瘀阻证，症见心悸不安，气短乏力，动则加剧，胸部闷痛，失眠多梦，盗汗，神倦懒言	口服。一次2～4粒，一日3次	应注意配合原发性疾病的治疗；个别患者服药期间可出现胃胀

8.2.2.2　心脉瘀阻证

【辨证要点】心痛如刺，痛引肩背、内臂，胸闷心悸，舌质紫暗，脉细涩或结代。

【症状】心悸不安，胸闷不舒，心痛如刺，痛引肩背、内臂，可因暴怒、劳累而加重，唇甲青紫，舌质紫暗或有瘀斑，脉涩或结或代。

【治法】活血化瘀，通络止痛。

【中成药】复方丹参滴丸、通心络胶囊、麝香保心丸、地奥心血康胶囊（表10-3）。

表10-3　糖尿病合并心脏病心脉瘀阻证可选用的中成药

药品名称	药物组成	功能主治	用量用法	注意事项
复方丹参滴丸	丹参、三七、冰片	活血化瘀，理气止痛。用于气滞血瘀所致的胸痹，症见胸闷、心前区刺痛；冠心病心绞痛见上述证候者	吞服或舌下含服，一次10丸，一日3次，28天为一个疗程；或遵医嘱	孕妇慎用

续表

药品名称	药物组成	功能主治	用量用法	注意事项
通心络胶囊	人参、水蛭、全蝎、赤芍、蝉蜕、土鳖虫、蜈蚣、檀香、降香、乳香（制）、酸枣仁（炒）、冰片	益气活血，通络止痛。用于冠心病心绞痛属心气虚乏、血瘀络阻证，症见胸部憋闷、刺痛、绞痛，固定不移，心悸自汗，气短乏力，舌质紫暗或有瘀斑，脉细涩或结代。亦用于气虚血瘀络阻型中风病，症见半身不遂或偏身麻木，口舌歪斜，言语不利	口服。一次2～4粒，一日3次	出血性疾患、孕妇及妇女经期及阴虚火旺型中风禁用
麝香保心丸	人工麝香、人参提取物、人工牛黄、肉桂、苏合香、蟾酥、冰片	芳香温通，益气强心。用于气滞血瘀所致的胸痹，症见心前区疼痛、固定不移；心肌缺血所致的心绞痛、心肌梗死见上述证候者	口服。一次1～2丸，一日3次；或症状发作时服用	孕妇禁用
地奥心血康胶囊	黄山药或穿龙薯蓣根茎的提取物	活血化瘀，行气止痛，扩张冠脉血管，改善心肌缺血。用于预防和治疗冠心病、心绞痛及瘀血内阻之胸痹、眩晕、气短、心悸、胸闷或痛	口服。一次1～2粒，一日3次，饭后服用，或遵医嘱	尚不明确

8.2.2.3　阴阳两虚证

【辨证要点】眩晕耳鸣，心悸气短，大汗出，畏寒肢冷，甚则晕厥，舌淡，苔薄白或如常，脉弱或结代。

【症状】眩晕耳鸣，心悸气短，潮热盗汗，大汗出，畏寒肢冷，甚则晕厥，少气无力，寡言少语，舌淡，苔薄白或如常，脉细弱或结代。

【治法】滋阴补阳，化瘀通脉。

【中成药】养心氏片（表10-4）。

表10-4　糖尿病合并心脏病阴阳两虚证可选用的中成药

药品名称	药物组成	功能主治	用量用法	注意事项
养心氏片	黄芪、党参、丹参、葛根、淫羊藿、山楂、地黄、当归、黄连、醋延胡索、灵芝、人参、炙甘草	扶正固本，益气活血，行脉止痛。本品主要用于气虚血瘀型冠心病、心绞痛、心肌梗塞及合并高血脂、高血糖等症见有上述证候者	口服，一次2～3片，一日3次	尚不明确

8.2.2.4　水气凌心证

【辨证要点】气喘，或夜寐不能平卧，心悸，动辄加剧，全身水肿，尿少，舌淡胖，苔白滑，脉沉细或结代。

【症状】气喘，咳嗽吐稀白痰，夜睡憋醒，或夜寐不能平卧，心悸，动辄加剧，畏寒，肢冷，腰酸，尿少，面色苍白或见青紫，全身水肿，舌淡胖，苔白滑，脉沉细或结代。

【治法】温阳利水。

【中成药】芪苈强心胶囊（表10-5）。

表10-5　糖尿病合并心脏病水气凌心证可选用的中成药

药品名称	药物组成	功能主治	用量用法	注意事项
芪苈强心胶囊	黄芪、人参、黑顺片、丹参、葶苈子、泽泻、玉竹、桂枝、红花、香加皮、陈皮	益气温阳，活血通络，利水消肿。用于冠心病、高血压病所致轻、中度充血性心力衰竭证属阳气虚乏，络瘀水停者，症见心慌气短，动则加剧，夜间不能平卧，下肢浮肿，倦怠乏力，小便短少，口唇青紫，畏寒肢冷，咳吐稀白痰等	口服，一次4粒，一日3次	尚不明确

9　预后

预后差，患病率与病死率高，极易发生心力衰竭和猝死，是糖尿病多种并发症及合并症中危害生命最严重的一种。

参考文献

1. 中华中医药学会糖尿病分会.糖尿病中医防治指南.北京：中国中医药出版社，2007：47-52

2. 钱薇薇，董砚虎.糖尿病并心血管病变的诊治进展——糖尿病合并高血压、心脏病的流行病学.山东医药，2000，40（5）：38

3. 赖淑华.2型糖尿病合并心脏病中医证型与相关性因素的研究.广州中医药大学，2009：19-29

4. 中华中医药学会糖尿病分会.糖尿病合并心脏病中医诊疗标准.世界中西医结合杂志，2011，6（5）：455-460

5. 蒋晓林，孙晓晖，顾宇重，等.参松养心胶囊治疗老年糖尿病心律失常的临床观察.河北中医，2010，32，（7）：1046-1048

6. 刘岩，韩易言，郑曲.参松养心胶囊治疗糖尿病心脏自主神经病变随机平行对照研究.实用中医内科杂志，2014，28（3）：50-58

7. 汪爱虎，浦介麟，齐小勇.参松养心胶囊治疗阵发性心房颤动的多中心临床研究.中国社区医师，2012，12（13）：9

8. Cao krjiang, et al.Evaluation of the traditional Chinese medicine Shensongyangxin capsule on treating premature ventricular contractions: a randomized, double blind, controlled multicenter trial. Chin Med J.2011, 124（1）: 76-83

9. Jielin Pu, et al.Chinese Medicine Shensongyangxin is Effective for Patients with Bradycardia: Results of a Randomized, Double Blind, Placebo Controlled Multicenter Trial.Hindawi Publishing Corporation Evidence Based Complementary and Alternative Medicine, 2014

10. Yunfang Liu, Ning Li, Zhenhua Jia, etc. Chinese Medicine Shensongyangxin Is Effective for Patients with Bradycardia: Results of a Randomized, Double-Blind, Placebo Controlled Multicenter Trial.Evidence Based Complementary and Alternative Medicine.Volume 2014, Article ID 605714, 6 pages

11. 刘志广.复方丹参滴丸治疗糖尿病合并无症状性心肌缺血的效果及机制探讨.山东医药.2014，54（28）：77-78

12. 白清.通心络胶囊与补阳还五汤对糖尿病合并不稳定型心绞痛相关调节因子影响对比.中成药.2015，37（4）：732-735

13. 何金波，王超.通心络胶囊对2型糖尿病合并冠心病患者血管内皮功能的影响.河北中医.2012，34（6）：812-815

14. 王新东，娄彬.通心络胶囊对2型糖尿病冠状动脉小血管长病变支架术后再狭窄的影响.南京中医药大学学报.2010，26（6）：464-466

15. 王丽，袁全才，李亮.通心络胶囊治疗72例糖尿病心肌病的临床观察.河北医学.2015，21（4）：665-668

16. Yang Yuejin, et al. No reflow protection and long term efficacy for acute myocardial infarction with Tongxinluo: a randomized double blind placebo controlled multicenter clinical trial（ENLEAT

Trial）. Chin Med J 2010，123（20）：2858-2864

17. 周波，刘文涛 . 麝香保心丸治疗 2 型糖尿病并冠心病心绞痛的疗效观察 . 湖北中医杂志，2014，36（8）：32-33

18. 高洁婷 . 地奥心血康治疗糖尿病合并冠心病心肌缺血缘愿例临床观察 . 医学信息，2010，5（8）：2191-2192

19. 武桂霞，霍玉芳 . 养心氏片治疗糖尿病性冠心病 36 例临床观察 . 中西医结合心脑血管病杂志，2011，9（8）：912-913

20. Li Xinli，et al.A Multicenter Randomized Double Blind Parallel Group Placebo Controlled Study of the Effects of Qili Qiangxin Capsules in Patients with Chronic Heart Failure，Journal of the American College of Cardiology，2013，62（12）：1065-1072

21. 王尚珍，刘鹏，周杨，等 . 芪苈强心胶囊辅治糖尿病性心功能不全的疗效观察 . 疑难病杂志，2012，11（2）：125-126

附　录

第一部分　糖尿病中成药概述

1　药物的定义

治疗糖尿病的中成药，指在中医基本理论指导下，以中药饮片为原料，按照规定的处方和标准制成并批量生产的，有一定剂型的具有治疗糖尿病及其并发症作用，并且无须再次煎煮可直接使用的制剂。

2　药物的命名

治疗糖尿病的中成药品种繁多，掌握其命名规律将有助于更好地理解和使用中成药。通过药物名称可了解该药的处方来源、主要药物、主要功效、主治病证、使用方法等某一方面的特点，方便文献查询及临床用药。中成药的命名规律介绍如下。

2.1　以药物组成命名：多以方中主要药物命名，若为单方制剂或药味较少的小复方则以全方组成命名，便于医师根据药物功效合理选方。如桑枝颗粒、麦味地黄片（口服液、丸）、芪蛭降糖胶囊、大黄䗪虫丸等。

2.2　以药味数目命名：六味地黄丸由六味药物组成，七味消渴胶囊由七味药物组成，十味降糖颗粒由十味药物组成等。

2.3　以功能主治命名：此种命名方法比较直观，便于医生和患者选用。如消渴丸、降糖甲片、复方血栓通胶囊（滴丸）等。

2.4　以其他方法命名：除以上常用命名方法外，还有一些较为特殊的命名方法。如津力达颗粒、金水宝胶囊等。

3　药物的剂型

治疗糖尿病的中成药剂型种类繁多，是我国历代医药学家长期实践的经验总结，近几十年，有关剂型的基础研究取得了较大进展，研制开发了大量新剂型，进一步扩大了其使用范围。

中成药的剂型不同，使用后产生的疗效、持续的时间、作用的特点会有所不同。因此，正确选用中成药应首先了解中成药的常用剂型。

3.1　固体制剂

固体剂型是中成药的常用剂型，其制剂稳定，携带和使用方便。

3.1.1　散剂

系指药材或药材提取物经粉碎、均匀混合而制成的粉末状制剂，分为内服散剂和外用散剂。散剂粉末颗粒的粒径小，容易分散，起效快。外用散剂的覆盖面积大，可同时发挥保护和收敛作用。散剂制备工艺简单，剂量易于控制。但也应注意散剂由于分散度大而造成的吸湿性、化学活性、气味、刺激性等方面的影响。

3.1.2　颗粒剂

系指药材的提取物与适宜的辅料或药材细粉制成具有一定粒度的颗粒状剂型。颗粒剂既保持了汤剂作用迅速的特点，又克服了汤剂临用时煎煮不便的缺点，且口味较好、体积小，但易吸潮。治疗糖尿病的中成药，辅料均为无糖型。

3.1.3　胶囊剂

系指将药材用适宜方法加工后，加入适宜辅料填充于空心胶囊或密封于软质囊材中的制剂，可分为硬胶囊、软胶囊（胶丸）和肠溶胶囊等，主要供口服。胶囊剂可掩盖药物的不良气味，易于吞服；能提高药物的稳定性及生物利用度；对药物颗粒进行不同程度胞衣后，还能定时定位释放药物。

3.1.4　丸剂

系指将药材细粉或药材提取物加适宜的粘合剂或其他辅料制成的球形或类球形制剂，分为蜜丸、水蜜丸、水丸、糊丸、蜡丸、浓缩丸等类型。其中，蜜丸分为大蜜丸、小蜜丸；水蜜丸的含蜜量较少；水丸崩解较蜜丸快，便于吸收；糊丸释药缓慢，适用于含毒性成分或药性剧烈成分的处方；蜡丸缓释、长效，且可达到肠溶效果，适合毒性和刺激性较大药物的处方；浓缩丸服用剂量较小。

3.1.5　滴丸剂

系指药材经适宜的方法提取、纯化、浓缩，并与适宜的基质加热熔融混匀后，滴入不相混溶的冷凝液中，收缩冷凝而制成的球形或类球形制剂。滴丸剂服用方便，可含化或吞服，起效迅速。

3.1.6　片剂

系指将药材提取物，或药材提取物加药材细粉，或药材细粉与适宜辅料混匀压制成的片状制剂。主要供内服，也有外用或其他特殊用途者。其质量较稳定，便于携带和使用。按药材的处理过程可分为全粉末片、半浸膏片、浸膏片、提纯片。

3.2　半固体剂型

3.2.1　软膏剂

系指将药材提取物，或药材细粉与适宜基质混合制成的半固体外用制剂。常用基质分为油脂性、水溶性和乳剂基质。

3.2.2　凝胶剂

系指药材提取物与适宜的基质制成的、具有凝胶特性的半固体或稠厚液体制剂。按基质不同可分为水溶性凝胶和油性凝胶。适用于皮肤黏膜及腔道给药。

3.3　液体制剂

3.3.1　合剂

系指药材用水或其他溶剂，采用适宜方法提取制成的口服液体制剂，是在汤剂基础上改进的一种剂型，易吸收，能较长时间贮存。

3.3.2　口服液

系指在合剂的基础上，加入矫味剂，按单剂量灌装，灭菌制成的口服液体制剂。口感较好，近年来无糖型口服液逐渐增多。

3.3.3　注射剂

系指药材经提取、纯化后制成的供注入体内的溶液、乳状液及供临用前配制成溶液的粉末或浓溶液的无菌制剂。药效迅速，便于昏迷、急症、重症、不能吞咽或消化系统障碍患者使用。

4 药物的分类

依据治疗糖尿病的阶段及并发症状不同，可将中成药分为以下几类：

4.1 糖尿病前期

可分为脾胃壅滞证、气阴两虚证、气阴两虚兼瘀证、阴虚热盛证、肾阴亏虚证五类证型。

4.2 糖尿病

分为气阴两虚证、阴虚热盛证、血瘀络阻证、湿热困脾证、肾阴亏虚证、阴阳两虚证六类证型。

4.3 糖尿病肾病

此部分中成药可以大致分为补虚、清热、活血化瘀三类。

4.4 糖尿病视网膜病变

分为气滞血瘀证、气阴两虚兼血瘀证、阴虚热盛兼血瘀证、肝肾阴虚证四类证型。

4.5 糖尿病周围神经病变

分为瘀血阻络证、气虚血瘀证、阳虚寒凝证、阴虚血瘀证、痰瘀阻络证、肝肾亏虚证六类证型。

4.6 糖尿病胃肠病变

可根据治疗症状不同分为糖尿病胃轻瘫中成药、糖尿病性泄泻中成药和糖尿病性便秘中成药三大类。

4.7 糖尿病足

分为内服和外用两大类，其中内服药主要分为治疗脉络瘀阻证、气阴两虚证、气虚血瘀证三类，外用药分为益气活血和清热利湿两类。

4.8 糖尿病勃起功能障碍

分为治疗肝气郁结证、气滞血瘀证和阴阳两虚证三类证型。

4.9 糖尿病合并脂质代谢紊乱

主要为治疗痰瘀互结证。

4.10 糖尿病合并心脏病

分为气阴两虚证、心脉瘀阻证、阴阳两虚证、水气凌心证四类证型。

第二部分 糖尿病中成药的临床使用原则

1 药物临床应用基本原则

1.1 辨证用药

依据中医对糖尿病（脾瘅、消瘅、消渴及并发症）理论的认识，辨别、分析证候，针对证候确定具体治法，依据治法，选定适宜的中成药。

1.2 辨病辨证结合用药

辨病用药是根据血糖的情况、并发症的种类和特点选用相应的中成药。临床使用时，可将中医辨证与中医辨病相结合、西医辨病与中医辨证相结合，选用相应的中成药，但不能仅根据西医诊断选用中成药。

1.3　剂型的选择

应根据患者的体质强弱、病情以及其自身需求情况，选择适宜的剂型。

1.4　使用剂量的确定

对于有明确使用剂量的，慎重超剂量使用。有使用剂量范围的中成药，应根据血糖水平合理选择用量。

1.5　合理选择给药途径

能口服给药的，不采用注射给药；能肌内注射给药的，不选用静脉注射或滴注给药。

1.6　服药时间的选择

对于说明书有明确要求的中成药，服药时间以说明书为准，若没有明确要求，则饭前半小时服或与西药同时服，如患者服药后有明显不适如呕恶、胃痛、食欲不振等，则可饭后两小时服用。

1.7　使用中药注射剂还应做到

1.7.1　用药前应仔细询问过敏史，对过敏体质者应慎用。

1.7.2　严格按照药品说明书规定的功能主治使用，辨证施药，禁止超功能主治用药。

1.7.3　中药注射剂应按照药品说明书推荐的剂量、调配要求、给药速度和疗程使用药品，不超剂量、过快滴注和长期连续用药。

1.7.4　中药注射剂应单独使用，严禁混合配伍，谨慎联合用药。对长期使用的，在每疗程间要有一定的时间间隔。

1.7.5　加强用药监护。用药过程中应密切观察用药反应，发现异常，立即停药，必要时采取积极救治措施；尤其对老人、儿童、肝肾功能异常等特殊人群和初次使用中药注射剂的患者应慎重使用，加强监测。

2　药物临床使用注意事项

2.1　配伍禁忌

糖尿病中成药虽然具有疗效显著、便于携带、使用方便、起效迅速的特点，但临床证候是复杂多变的，因此在具体应用中，需与其他药物联合使用，以提高疗效。常用的配伍形式有：中成药之间的配伍、中成药与汤药的配伍、中成药与西药的配伍。

中成药配伍使用通常是为了增加疗效，但需要注意中成药也是由单味中药组成，其配伍受中药配伍禁忌的影响。如两个具有相似功效的中成药配伍，可能出现某种成分重复使用，如果是毒性药材或药性猛烈之品，很容易发生毒副作用，如附子理中丸与金匮肾气丸均含有附子（主要成分为乌头碱），二者配合应用，相当于增加了附子的用量，可能引起毒副作用；如两个含有"十八反""十九畏"药对的中成药同用，可能出现不良反应。对于此配伍禁忌，通过检索文献、临床实践、实验研究等方面的探讨，有认为属绝对配伍禁忌的，也有认为合用不会产生不良反应的，甚至有增效作用，众说纷纭，至今尚无定论。因此在没有充分科学依据的情况下，应持审慎态度，遵从古训，药典至今还明确规定避免含相畏、相反成分的中成药合用，仍把"十八反""十九畏"作为配伍禁忌。

对于中成药与西药配伍，由于中成药具有良好的降糖效果，故在与西药联合使用时应注意其联合应用增效的情况，需根据情况合理调整西药或胰岛素用量，同时加强监控，避免血糖控制不稳定或低血糖反应等。

2.2　妊娠禁忌

某些治疗糖尿病的中药具有损害母体及胎元以致引起堕胎的副作用，所以应该作为妊娠禁忌使用的药物。根据药物对母体及胎元损害的程度不同可分为禁用药与慎用药两类。凡禁用药妊娠期间绝对不能使用，慎用药可根据孕妇体质及病情需要审慎使用，临床使用时，应熟悉药物的组成、功效、特性，并详细阅读说明书。

禁用药多是大毒的药物、引产堕胎药、破血消癥药、峻下逐水药，如乌头、附子、土鳖虫、水蛭、虻虫、三棱、莪术、甘遂、大戟、芫花等。慎用药包括有通经祛瘀类的桃仁、红花、牛膝、蒲黄、五灵脂、穿山甲、王不留行、虎杖、卷柏、三七等；行气破滞类的枳实、大黄、芒硝、番泻叶、郁李仁等；辛热燥烈类的干姜、肉桂等；滑利通窍类的冬葵子、瞿麦、木通、漏芦等。含有上述成分的中成药，也就相应被视为妊娠禁用药和妊娠慎用药。

2.3　饮食禁忌

糖尿病患者需要遵循诸多饮食禁忌，如控制主食、油脂摄入量，禁酒，糖尿病肾病患者禁食植物蛋白等，在服药期间对某些饮食尤其要有特别禁忌。在古代文献中曾记载有"甘草忌猪肉、菘菜、海菜；薄荷忌鳖肉；麦冬忌鲫鱼；常山忌生葱、生菜；鳖甲忌苋菜；牡丹忌蒜、胡荽；丹参、茯苓、茯神忌醋及一切酸；威灵仙、土茯苓忌面汤茶"等。这说明在服用某些药物时，要忌食某些食物，以免降低、破坏药效，或发生不良反应。另外，在服药期间，一般忌食生冷、油腻等不易消化及有刺激性食物，如热证忌食辛辣、油腻，寒证忌食生冷，水肿不宜吃盐，胃病泛酸不宜食醋，皮肤疮疖忌食鱼、虾、羊肉等。

3　安全合理用药

3.1　正确使用药品说明书

药品说明书包含了药品安全性、有效性的重要科学信息，是指导医师和药师用药的法律依据，同时也是广大患者自我药疗，购买和使用非处方药品的主要依据。药品说明书作为使用药品的重要参考，对于安全、有效用药起着决定性作用。因此在医疗实践中，临床医师、药师以及患者都应高度重视药品说明书作为用药依据的重要地位，要仔细阅读药品说明书给出的各项信息，学会使用药品说明书，以保证安全、有效、合理地用药，尽可能避免和减少药物不良反应。

3.2　恰当选用含毒性药材品种

尽管有毒药物使用不当会产生毒副作用，但一些传统品种在我国具有悠久的使用历史，临床应用广泛，并取得满意疗效；新上市品种都已经过严格的安全性实验检验，按常规应用，一般不会引起不良反应。而且按中医以毒攻毒的理论，有毒药物，运用得当，同样能够攻克顽疾，因此，正确对待中药的毒性，既不可掉以轻心、等闲视之，又不能草木皆兵，否定一切，应持科学审慎的态度，权衡利弊，恰当地选择应用，合理地确定剂量，对确保安全有效用药有着重要的意义。使用含毒性药材的中成药品种，应注意以下几个问题：

3.2.1 注意剂量疗程

有毒药、剧毒药在安全剂量范围内是某些疾病的有效治疗药物，但如果治病求愈心切而一味地提高药物的剂量和延长用药的时间，就容易引起严重的后果。诸多中药的不良反应都与超剂量、长期使用有关。如国家药典规定制川乌的使用剂量是 1.5 ～ 3g，有学者统计了 157 例乌头类中药中毒病例，其平均使用剂量为 22.94g，超过常规用量 7.65 ～ 15.69 倍。因此应针对病情的轻重缓急、患者的体质强弱，正确使用药物，中病即止，不可过服，以防过量和蓄积中毒。

3.2.2 注意用药方法

服用含乌头类的中成药时，常因冒受风寒、饮食生冷或大量饮酒引起不良事件的发生。因此注意服用方法，合理使用药物也是避免不良反应不容忽视的一个方面。

3.2.3 注意个体差异

某些毒性药材对特定人群或机体的特定器官具有严重的损害作用，相关人群应尽量避免使用。

3.2.4 注意配伍禁忌

有些药物与其他药物合用能降低疗效，引起药源性疾病，甚至产生剧烈的毒性反应，必须禁止同用。如含有朱砂的品种不宜与含溴、碘的物质如溴化物、碘化物、巴氏合剂、三溴合剂等同服，易导致药源性肠炎；含有雄黄的品种不宜与含硫酸亚铁的物质和酶类同服，因雄黄所含砷化物可与硫酸亚铁生成硫化砷，使疗效降低；砷还可与酶、蛋白质、氨基酸分子结构的酸性基因形成不溶沉淀，抑制酶的活性。

3.3 安全使用中药注射剂

为保障医疗安全和患者用药安全，在国家相关政策的指导下，应严格按照中药注射剂临床使用基本原则，安全使用中药注射剂。①中药注射剂应必须凭医师处方才能购买、使用。②临床要辨证用药，严格按照药品说明书的功能主治使用，禁止超范围用药。③严格按照药品说明书推荐剂量、调配要求、给药速度、疗程使用药品。④根据适应证，合理选择给药途径，能口服给药的不选用注射给药；能肌内注射给药的不选用静脉注射或滴注给药；必须静脉注射或滴注的应加强监测工作。⑤中药注射剂应单独使用，严禁与其他药品混合配伍使用。如确须联合使用其他药品时，应谨慎考虑与中药注射剂的间隔时间以及药物相互作用等问题。⑥对老人、儿童、肝肾功能异常患者等特殊人群应慎重使用，加强监测。初次使用的患者，用药前应仔细询问过敏史，对过敏体质者应慎用。对需长期使用的在每疗程间要有一定的时间间隔。⑦加强用药监护。用药前要认真检查药物，如出现浑浊、沉淀、变色、漏气、破损等情况，不得使用。用药过程中应密切观察用药反应，特别是开始30分钟。发现异常，立即停药，采用积极救治措施，救治患者。

合理用药既是一种行业规范，也是一个医疗行为准则。1987 年 WHO 提出合理用药的标准：①处方的药应为适宜的药物；②在适宜的时间，以公众能支付的价格保证药物供应；③正确地调剂处方；④以准确的剂量，正确的用法和疗程服用药物；⑤确保药物质量安全有效。能否安全、有效、合理地使用中成药，不仅关系到患者的疾病转归、生命安危，而且关系到中医药事业的成败兴衰；合理使用中成药不仅是中医药工作者的历史使命，也是广大患者需要思考的问题，亟待政府、医务人员、患者的共同努力，以提高中成药的诊疗水平。

4　药物的不良反应

4.1　药物不良反应概述

中成药的不良反应就是指在正常用法用量下出现的与用药目的无关的或意外的有害反应。不包括因药物滥用、超量误用、不按规定方法使用药品及中成药本身质量问题等情况所引起的有害反应。因此由于误用，医生不合理用药，药物质量等问题导致的不良事件，不能称为中成药的不良反应。

治疗糖尿病及其并发症的中成药的历史悠久，应用广泛，大量研究和临床实践表明，在合理使用的情况下，其安全性是较高的。为避免不良反应的发生，应做到正确的辨证选药、用法用量、使用疗程、禁忌证、合并用药等多方面，其中任何环节有问题都可能引发药物不良事件。合理用药是中成药应用安全的重要保证。

4.2　不良反应的主要原因

4.2.1　中药自身的药理作用或所含毒性成分引起的不良反应。

4.2.2　特异性体质对某些药物的不耐受、过敏等。

4.2.3　方药证候不符，辨证不当或适应证把握不准确，如消渴病初期多为中满内热之证，若误辨为阴虚燥热，从滋阴论治，则药难遣效，南辕北辙。

4.2.4　长期或超剂量用药，特别是含有毒性中药材的中成药，如附子、川乌、草乌等，过量服用即可中毒。

4.2.5　不适当的中药或中西药的联合应用，如消渴丸中含有西药格列本脲成分，如未加重视，与西药联合使用不当，则会引起低血糖等不良反应。

4.3　不良反应的临床表现

临床较为常见的为低血糖反应、胃肠道反应（腹胀、食欲不振、腹痛、腹泻）等，严重的可出现呼吸及循环系统症状、过敏性休克等。不良反应可表现为其中一种或几种症状。

4.4　不良反应的预防

4.4.1　加强用药观察及中药不良反应监测，完善中药不良反应报告制度。重视中成药不良反应的监察报告工作，及时上报。并运用流行病学的原理和方法进行分析研究，为临床合理、安全、有效的用药提供准确可靠的参考数据。对毒性中成药的化学、药效学、毒理学、安全性评价及药代动力学等进行深入研究，逐步明确各种毒性中药的中毒作用机制、最小有效量、极量及抢救治疗措施等，做到科学用药。

4.4.2　注意药物过敏史。对有药物过敏史的患者应密切观察其服药后的反应，如有过敏反应，应及时处理，以防止发生严重后果。

4.4.3　辨证用药，药证相应。临床医生须遵循辨证用药原则，对症下药，根据用药对象的具体情况如血糖高低、病程长短、形体胖瘦、其他兼症等，审因辨证；根据证候，确定治则治法；从而合理处方，药证相符，达到最佳疗效。

4.4.4　采用合理的剂量和疗程。尤其是对特殊人群，如婴幼儿、老年人、孕妇以及原有脏器损害功能不全的患者，更应注意用药方案。同时避免中西成药不合理联用。

4.4.5　注意药物间的相互作用，中、西药并用时尤其要注意避免因药物之间相互作用而可能引起的不良反应。

4.4.6　需长期服药的患者要加强安全性指标的监测。

第三部分　各　论

1　糖尿病前期

糖尿病前期一般临床症状不典型，可表现为形体肥胖，腰臀围比和体质指数异常升高，食欲亢盛，体质壮实，但耐力降低，多数患者在健康体检或因其他疾病检查时发现。患病人群首先考虑强化生活方式干预（合理膳食、坚持运动等）预防2型糖尿病的发生，若血糖持续不降再考虑小剂量的药物干预，建议选用无糖颗粒剂、胶囊剂、浓缩丸或片剂，切忌盲目使用。针对本病，可分为脾胃壅滞证、气阴两虚证、气阴两虚兼瘀证、阴虚热盛证、肾阴亏虚证五个证型，根据不同证型选择应用不同的中成药。

1.1　辨病论治

糖尿病前期一般临床症状不典型，可表现为口干欲饮、食欲亢盛、腹部增大、腹胀、倦怠乏力等，多数患者在健康体检或因其他疾病检查时发现，口服葡萄糖耐量试验（oral glucose tolerance test，OGTT）确诊为糖尿病前期。

1.2　辨证论治

1.2.1　脾胃壅滞证

适用于糖尿病前期证属脾胃壅滞者，症见腹型肥胖，脘腹胀满，嗳气、矢气频频，得嗳气、矢气后胀满缓解，大便量多，舌质淡红，舌体胖大，苔白厚，脉滑。治法为行气导滞。例如：越鞠丸。

1.2.2　气阴两虚证

适用于糖尿病前期证属气阴两虚者，症见形体偏瘦，倦怠乏力，口干口渴，夜间为甚，五心烦热，自汗，盗汗，气短懒言，心悸，失眠。治法为益气养阴。例如：天芪降糖胶囊、降糖丸、参芪降糖颗粒（胶囊、片）。

1.2.3　气阴两虚兼瘀证

适用于糖尿病前期证属气阴两虚兼瘀者，症见疲乏无力，口干多饮，肢体麻木，舌暗底瘀，脉弦细。治法为益气养阴，活血通络。例如：糖脉康胶囊（颗粒、片）。

1.2.4　阴虚热盛证

适用于糖尿病前期证属阴虚热盛者，症见口干苦，舌红少津，苔薄白干或少苔，脉虚细数。治法为养阴清热。例如：养阴降糖片、金芪降糖胶囊。

1.2.5　肾阴亏虚证

适用于糖尿病前期证属肾阴亏虚者，症见小便频数，浑浊如膏，腰膝酸软，眩晕耳鸣，五心烦热，低热颧红，口干咽燥，多梦遗精，舌红少苔，脉细数。治法为滋阴补肾。例如：六味地黄胶囊（丸、颗粒）。

1.3　注意事项

1.3.1　孕妇及过敏体质慎服或遵医嘱。

1.3.2 服药期间忌气怒，宜进食易消化之食物。

1.3.3 定期复查血糖。

1.3.4 服药 4 周后症状未改善，应去医院就诊。

1.3.5 若合并或出现其他糖尿病并发症表现，应及时去医院就诊。

2 糖尿病

治疗糖尿病的中成药根据糖尿病证型不同，功效主要以益气养阴、益气养阴清热、活血通络、燥湿健脾、滋阴补肾、滋阴补阳为主，主要药物组成较为多样化。糖尿病中医辨证论治分为气阴两虚证、阴虚热盛证、血瘀络阻证、湿热困脾证、肾阴亏虚证、阴阳两虚证六类证型，证型不同即应用的中成药各不相同。

2.1 辨病论治

典型的糖尿病患者具有多饮、多食、多尿及体重下降的临床表现；约 50% 的患者无症状，80% DM 患者以皮肤或外阴瘙痒、皮肤化脓性感染、视物模糊等为首发症状。

2.1.1 主要症状：多饮，多尿，烦渴，渴喜冷饮。小便频数量多，有泡沫，或有甜味。多食易饥食欲亢进，易饥饿，进食量多，倍于常人。

2.1.2 体重下降：T2DM 开始表现为肥胖或超重，当血糖异常升高至一定程度时，营养物质丢失，体重下降，往往伴有体力不支、倦怠乏力等。

2.1.3 其他症状：心烦易怒、失眠多梦、健忘、腰膝酸软等，女子带下量多，月经不调。

2.2 辨证论治

2.2.1 气阴两虚证

适用于 2 型糖尿病气阴两虚证，临床表现多为消瘦，疲乏无力，易汗出，口干，心悸失眠，舌红，苔薄白，脉虚细。治法多为益气养阴。例如：降糖甲片、津力达颗粒、渴乐宁胶囊等。

2.2.2 阴虚热盛证

适用于 2 型糖尿病阴虚热盛证，临床表现多为消瘦，口干口苦，心悸失眠，舌红少津，苔薄白干或少苔，脉虚细数。治法多为益气养阴清热。例如：消渴灵片、消渴平片、金芪降糖片等。

2.2.3 血瘀络阻证

适用于 2 型糖尿病血瘀阻络证证，临床表现多为疲乏无力，口干多饮，肢体麻木，舌暗底瘀，脉弦细。治法多为活血通络。例如：芪蛭降糖胶囊、糖脉康胶囊（颗粒、片）、桑枝颗粒、糖维胶囊等。

2.2.4 湿热困脾证

适用于 2 型糖尿病湿热困脾证，临床表现多为疲乏无力，口干多饮，头重体胖，呕恶痰涎，舌体胖大，苔白腻，脉滑。治法多为燥湿化痰，益气养阴。例如：五黄养阴颗粒。

2.2.5 肾阴亏虚证

适用于 2 型糖尿病肾阴亏虚证，临床表现多为小便频数，浑浊如膏，腰膝酸软，眩晕耳鸣，五心烦热，低热颧红，口干咽燥，多梦遗精，舌红少苔，脉细数。治法多为滋阴补肾。例如：六味地黄胶囊（丸、颗粒）、麦味地黄片（口服液、丸）、降糖舒片等。

2.2.6　阴阳两虚证

适用于 2 型糖尿病阴阳两虚证，临床表现多为小便频数，夜尿增多，浑浊如脂如膏，甚至饮一溲一，五心烦热，口干咽燥，神疲，耳轮干枯，面色黧黑；腰膝酸软无力，畏寒肢凉，四肢欠温，阳痿，下肢浮肿，甚则全身皆肿，舌质淡，苔白而干，脉沉细无力。治法多为滋阴补阳。例如：桂附地黄胶囊、七味消渴胶囊、龟鹿二胶丸等。

2.3　糖尿病中成药的基本用药原则

2.3.1　中成药主要应用于 2 型糖尿病（非胰岛素依赖型糖尿病）的治疗，并根据具体情况进行辨证论治。

2.3.2　长期服药的患者要定期复查血糖、肝肾功能，发现血糖不降者，应合并或使用其他疗法。

2.3.3　注意中西复方制剂。如消渴丸、消糖灵胶囊、十味降糖颗粒、糖维胶囊，均含有西药成分格列本脲，格列本脲属于胰岛素促泌剂，降糖作用较强，应关注适应证和禁忌证，以及可能的低血糖反应，尤其是在联合西药使用时。

2.4　注意事项

2.4.1　忌食肥甘厚味、油腻食物。孕妇慎用。

2.4.2　严忌含糖食物、烟酒。

2.4.3　注意定期复查血糖以及肝肾功能。

2.4.4　少数中成药中含有西药成分，如格列本脲，如合并使用其他化学药物应在医生指导下使用。

2.4.5　个别患者可见低血糖反应，请在医生指导下服用。

2.4.6　重症 2 型糖尿病请在医生指导下谨慎服用。

2.4.7　需与医生配合，积极控糖，并预防并发症的发生。

2.4.8　个别患者出现胃肠不适，须立即停止服用，停药后即好转。

3　糖尿病肾病

治疗糖尿病肾脏疾病所用中成药多以地黄、黄芪、人参、麦冬、大黄、水蛭粉、五味子、山药、泽泻、丹皮等药物为主组成，具有益气、养阴、化瘀通络等作用，用以治疗糖尿病肾脏疾病的中成药，此部分中成药可以大致分为补虚、清热、活血化瘀三类，临床以小便频数，夜尿增多，口干口渴，腰膝酸软，浮肿等为辨证要点。

临床可用于治疗 2 型糖尿病、急慢性肾炎、泌尿系感染等见上述症状者。

3.1　辨病论治

本病早期除糖尿病症状外，一般缺乏典型症状；临床期肾病患者可出现水肿、腰酸腿软、倦怠乏力、头晕耳鸣等症状；肾病综合征的患者可伴有高度水肿；肾功能不全氮质血症的患者，还可见纳差、皮肤瘙痒，甚则恶心呕吐、手足抽搐；合并心衰可出现胸闷、憋气，甚则喘憋不能平卧。

3.2 辨证论治

3.2.1 虚证

症见神疲乏力，腰膝酸软，眩晕耳鸣，小便频数，舌红，脉细等。根据肺肾虚与气阴虚的偏重，可分为气阴两虚、肺肾气虚、肾阴亏虚、脾肾阳虚及阴阳两虚证。分别以益气养阴、补肺肾，益精气、滋阴补肾、益气温阳及滋阴补阳方法治疗。例如：参芪降糖颗粒（胶囊、片）、百令胶囊、金水宝胶囊、六味地黄胶囊（丸、颗粒）、芪药消渴胶囊、肾炎康复片、慢肾宁合剂、桂附地黄胶囊。

3.2.2 热证

症见口干口苦，心悸失眠，舌红少津，浮肿、疲倦，苔薄白干或少苔，脉虚细数等。根据热势的不同又分为阴虚热盛证和湿毒热盛证。例如：玉泉丸、肾炎片、黄葵胶囊。

3.2.3 血瘀络阻证

症见疲乏无力，口干多饮，视物不清，血尿，蛋白尿，舌暗底瘀，脉弦细等。例如：芪蛭降糖胶囊、糖脉康胶囊（颗粒、片）、复方丹参滴丸、雷氏丹参片、肾元胶囊、银杏叶片、脑心通胶囊、血塞通、通心络胶囊、复方血栓通胶囊（滴丸）、大黄䗪虫丸。

3.3 注意事项

3.3.1 服药期间出现食欲不振，胃脘不适，大便稀，腹痛等症状时，应去医院就诊。

3.3.2 忌辛辣、生冷、油腻食物。

3.3.3 孕妇忌用，有出血倾向者忌用。

4 糖尿病视网膜病变

治疗糖尿病视网膜病变的中成药以活血化瘀为主，同时兼有益气养阴、滋补肝肾的作用，主要由丹参、三七、银杏叶、黄芪、熟地黄、山茱萸、枸杞子、菊花等组成。根据本病气血瘀阻兼气阴亏虚的特性和各个证型的具体症状表现分为辨病论治和辨证论治。辨病论治为专门针对该病的中成药，辨证论治分为气滞血瘀证、气阴两虚兼血瘀证、阴虚热盛兼血瘀证、肝肾阴虚证四类证型应用不同特点的中成药。临床以视物模糊、视力低下、眼底血瘀征象或出血、舌质暗红、底瘀、苔薄白干或少苔为辨证要点。

4.1 辨病论治

专门针对糖尿病视网膜病变的中成药。症见视物昏花、目睛干涩、神疲乏力、五心烦热、自汗盗汗、口渴喜饮、便秘、腰膝酸软、头晕、耳鸣等。例如：芪明颗粒。

4.2 辨证论治

4.2.1 气滞血瘀证

适用于糖尿病视网膜病变患者证属气滞血瘀证，治法为活血化瘀，行气通络。症见视物模糊，舌质暗红，舌底瘀等。例如：丹红化瘀口服液、复方丹参滴丸、三七通舒胶囊、脉平片、大黄䗪虫丸。

4.2.2　气阴两虚兼血瘀证

适用于糖尿病视网膜病变患者证属气阴两虚兼血瘀证，治法为益气养阴，活血化瘀。症见视力下降或视觉异常、眼底瘀血征象、神疲乏力、咽干、口干等。例如：复方血栓通胶囊（滴丸）。

4.2.3　阴虚热盛兼血瘀证

适用于糖尿病视网膜病变患者证属阴虚热盛兼血瘀证，治法为养阴清热化瘀。症见口干口苦，眼底出血，舌红少津，苔薄白干或少苔，脉虚细数。例如：和血明目片。

4.2.4　肝肾阴虚证

适用于糖尿病视网膜病变患者证属肝肾阴虚证，治法为滋肾，养肝，明目。症见目涩畏光，视物模糊，迎风流泪，舌红少苔，脉细数。例如：明目地黄丸、杞菊地黄丸。

4.3　注意事项

4.3.1　有出血倾向者、视网膜中央静脉阻塞出血期患者以及儿童、孕妇、哺乳期妇女、年老体弱慎用或遵循医嘱。

4.3.2　服药后有胃部不适患者，宜饭后服用。

4.3.3　感冒时不宜服用。

4.3.4　平时有头痛，眼胀，虹视或青光眼等症状的患者应去医院就诊。

4.3.5　用药后如视力下降明显应去医院就诊。

4.3.6　服药2周症状无缓解，应去医院就诊。

4.3.7　忌烟、酒、辛辣刺激性食物。

5　糖尿病周围神经病变

治疗糖尿病周围神经病变的中成药以活血化瘀为主，同时兼有益气养阴的作用，主要由三七、红花、丹参、银杏叶、黄芪、党参、生地、麦冬等组成。针对该病气血瘀阻的特性和各个证型不同的具体表现分为辨病论治和辨证论治。辨病论治为专门针对该病的中成药，辨证论治分为瘀血阻络证、气虚血瘀证、阳虚寒凝证、阴虚血瘀证、痰瘀阻络证、肝肾亏虚证六类证型应用不同特点的中成药。临床以手足麻木、肢体疼痛、舌质淡暗或有瘀点为辨证要点。

5.1　辨病论治

适用于一般糖尿病周围神经病变的患者。症见手足麻木、肢体疼痛及感觉异常，或见倦怠、乏力、口干、自汗、肌肤甲错、面色晦暗等。例如：木丹颗粒、消渴通脉口服液。

5.2　辨证论治

5.2.1　瘀血阻络证

适用于糖尿病周围神经病变患者证属瘀血阻络证，治法为活血化瘀，行气通络。症见手足麻木、肢体刺痛、舌质淡暗，或有瘀点，苔薄白，脉细涩等。例如：复方丹参滴丸、银杏叶片、杏灵颗粒、血塞通。

5.2.2　气虚血瘀证

适用于糖尿病周围神经病变患者证属瘀血阻络证，治法为益气活血。症见手足麻木，如有蚁行，肢末时痛，多呈刺痛，下肢为主，入夜痛甚；气短乏力，神疲倦怠，自汗畏风，易于感冒，舌质淡暗，或有瘀点，苔薄白，脉细涩。例如：糖脉康胶囊（颗粒、片）、脑心通、通心络胶囊、参芪降糖颗粒（胶囊、片）、津力达颗粒、通脉降糖胶囊。

5.2.3 阳虚寒凝证

适用于糖尿病周围神经病变患者证属阳虚寒凝证，治法为健脾温阳，活血通络。症见肢体麻木不仁，四末冷痛，得温痛减，遇寒痛增，下肢为著，入夜更甚；乏力懒言，神疲倦怠，畏寒怕冷，舌质暗淡或有瘀点，苔白滑，脉沉紧。例如：刺五加片。

5.2.4 阴虚血瘀证

适用于糖尿病周围神经病变患者证属阴虚血瘀证，治法为滋阴活血。症见腿足挛急，肢体麻木，酸胀疼痛，或肢体灼热；五心烦热，失眠多梦，皮肤干燥，腰膝酸软，头晕耳鸣；口干少饮，多有便秘，舌质嫩红或暗红，苔花剥少津，脉细数或细涩。例如：蒲参胶囊。

5.2.5 痰瘀阻络证

适用于糖尿病周围神经病变患者证属痰瘀阻络证，治法为化痰活血。症见麻木不仁，常有定处，足如踩棉，肢体困倦，头重如裹，昏蒙不清，体多肥胖，口黏乏味，胸闷纳呆，腹胀不适，大便黏滞。舌质紫暗，舌体胖大有齿痕，苔白厚腻，脉沉滑或沉涩。例如：天丹通络胶囊。

5.2.6 肝肾亏虚证

适用于糖尿病周围神经病变患者证属肝肾亏虚证，治法为滋阴补肾。症见肢体痿软无力，肌肉萎缩，甚者痿废不用，腰膝酸软，骨松齿摇，头晕耳鸣，舌质淡，少苔或无苔，脉沉细无力。例如：六味地黄胶囊（丸、颗粒）。

5.3 注意事项

5.3.1 孕妇及过敏体质慎服或遵医嘱。

5.3.2 个别患者用药后可出现胃部不适或胃痛，宜改为饭后服用。

5.3.3 服药期间禁食生冷、辛辣、油腻食物及高糖高脂食物，忌不易消化食物。

5.3.4 服药4周后症状未改善，应去医院就诊。

5.3.5 若合并或出现其他糖尿病并发症表现，应及时去医院就诊。

6 糖尿病胃肠病变

糖尿病胃肠病变中成药是以木香、砂仁、白术、陈皮、茯苓、焦三仙、厚朴、大黄、枳实（炒）、火麻仁等药物为主组成，具有理气和胃、消痞散结、健脾止泻、润肠通便等作用，用以治疗糖尿病胃肠病变的中成药，中成药可根据治疗症状不同分为三大类，分别为糖尿病胃轻瘫中成药、糖尿病性泄泻中成药和糖尿病性便秘中成药三大类。临床表现以呕吐、痞满、泄泻、便秘等为主。

临床可用于治疗糖尿病引起的内脏自主神经功能紊乱导致的食管综合征、糖尿病胃轻瘫、糖尿病性泄泻、糖尿病性便秘等病证。

6.1　糖尿病胃轻瘫

6.1.1　辨病论治

有或无典型"三多一少"的症状，伴有恶心、呕吐、嗳气、早饱、上腹部不适或疼痛、食欲不振等消化道症状。

6.1.2　辨证论治

6.1.2.1　脾胃虚寒证

症见脘腹痞闷，喜温喜按，恶心欲吐，纳呆，身倦乏力，大便稀溏，舌淡苔白，脉沉细。例如：香砂六君丸、香砂养胃丸、健胃消食口服液。

6.1.2.2　肝胃不和证

症见胃脘胀满，胸闷嗳气，恶心、呕吐，胸闷，大便不爽，得嗳气、矢气则舒，苔薄白，脉弦。例如：气滞胃痛颗粒、四磨汤。

6.1.2.3　食积停滞证

症见上腹胀痛，早饱或进食后胀满甚，纳差、烧心、恶心、呕吐，舌苔白腻或厚腻，脉滑。例如：六味安消胶囊、枳实导滞丸。

6.2　糖尿病性泄泻

6.2.1　辨病论治

大便次数增多，每日3次以上，便质稀溏或呈水样便，大便量增加。症状持续1天以上。

6.2.2　辨证论治

6.2.2.1　肝胃不和证

症见泄泻腹痛，因情志不畅而发或加重，泻后痛缓，胸胁胀闷，嗳气，食欲不振，舌淡红，苔薄白，脉弦。例如：痛泻宁颗粒。

6.2.2.2　脾胃虚弱证

症见大便时溏时泻，饮食稍有不慎即发或加重，食后腹胀，痞闷不舒，纳呆食少，身倦乏力，四肢不温，少气懒言，舌淡苔白，脉细弱。例如：参苓白术散。

6.2.2.3　脾肾阳虚证

症见糖尿病病程较长，黎明之前脐腹作痛，或无痛性腹泻，肠鸣即泻，泻下完谷，可有大便失禁，伴乏力倦怠，身体消瘦，形寒肢冷，腰膝酸软，舌淡苔白，脉沉细无力。例如：参苓白术散。

6.3　糖尿病性便秘

6.3.1　辨病论治

大便粪质干结，排出艰难，或欲大便而艰涩不畅。排便间隔时间超过自己的习惯1天以上，或两次排便时间间隔3天以上。常伴有腹胀、腹痛、口臭、纳差及神疲乏力、头晕心悸等症。

6.3.2　辨证论治

6.3.2.1　胃肠积热证

症见大便干结，腹胀腹痛，面红身热，口干口臭，心烦不安，小便短赤，舌红苔黄，脉滑数。例如：麻仁软胶囊。

6.3.2.2 阴虚肠燥证

症见大便干结如羊屎,形体消瘦,头晕耳鸣,盗汗颧红,腰膝酸软,失眠多梦,舌红少苔,脉细数。例如:苁蓉润肠口服液。

6.4 注意事项

6.4.1 服用治疗糖尿病胃轻瘫中成药后饮食宜清淡,忌酒及辛辣、生冷、油腻食物等不易消化食物。

6.4.2 服用治疗糖尿病性泄泻中成药后忌食酒、生冷、油腻、辛辣食品,不宜喝茶和吃萝卜以免影响药效,不宜和感冒类药同时服用。

6.4.3 服用治疗糖尿病性泄泻中成药后忌食生冷、油腻、辛辣食品,感冒发热时停服,孕妇慎用。

7 糖尿病足

糖尿病足临床常表现为局部神经感觉异常和下肢远端血管病变相关的足部感染、溃疡和(或)深层组织破坏相关,治疗时要分清标本,强调整体辨证与局部辨证相结合,以扶正祛邪为基本治则,具体应用时要根据正邪轻重和主次,或以祛邪为主,或以扶正为主。本病应内治法与外治法相结合,针对脉络瘀阻证、气阴两虚证、气虚血瘀证等辨证的不同,使用不同类型的中成药,同时佐以益气活血、清热利湿之外用中成药。

7.1 辨病论治

糖尿病本病的临床表现,伴肢端感觉异常,包括双足袜套样麻木,以及感觉迟钝或丧失。多数可出现痛觉减退或消失,少数出现患处针刺样、刀割样、烧灼样疼痛,夜间或遇热时加重。常有步履不便(间歇性跛行)、疼痛(静息痛)等。皮肤瘙痒,肢端凉感。

7.2 辨证论治

7.2.1 内服药

7.2.1.1 脉络瘀阻证

症见患肢麻木、疼痛,状如针刺,夜间尤甚,痛有定处,足部皮肤暗红或见紫斑,或间歇跛行;或患足肉芽生长缓慢,四周组织红肿已消;舌质紫暗或有瘀斑,苔薄白,脉细涩,趺阳脉弱或消失,局部皮温凉。治法为活血化瘀,通脉活络。例如:血塞通、龙血竭胶囊、脉络宁注射液、灯盏花注射液、金纳多注射液。

7.2.1.2 气阴两虚证

症见消瘦,疲乏无力,易汗出,口干,心悸失眠,舌红,苔薄白,脉虚细。患肢麻木、疼痛,夜间尤甚,足部皮肤感觉迟钝或消失,局部红肿,间歇性跛行,或见疮口脓汁清稀较多或足创面肉芽生长缓慢,缠绵难愈。治法为益气养阴。例如:参麦注射液、黄芪注射液。

7.2.1.3 气虚血瘀证

症见神疲乏力,面色晦暗,气短懒言,口渴欲饮,舌暗苔薄白,舌底瘀滞,四肢末梢及躯干部麻木、疼痛及感觉异常;或见肌肤甲错,足部皮肤感觉迟钝或消失,局部红肿,间歇性跛行;或见疮口脓汁清稀较多或足创面腐肉已清,肉芽生长缓慢,经久不愈,趺阳脉搏动减弱或消失。治法为益气活血。例如:木丹颗粒、脑脉泰胶囊。

7.2.2 外用药

可结合皮肤表现的不同，针对性地使用益气活血、清热利湿等外用中成药，治法为祛腐生新，活血解毒。例如：生肌玉红膏、五妙水仙膏。

7.3 注意事项

7.3.1 孕妇及有出血倾向者禁服。

7.3.2 经期、哺乳期妇女及过敏体质慎服或遵医嘱。

7.3.3 定期复查血糖及肝肾功能。

7.3.4 忌辛辣、生冷、油腻食物。

7.3.5 服药期间出现食欲不振，胃脘不适，大便稀，腹痛等症状时，应去医院就诊。

7.3.6 外用药物禁止内服，切勿入眼。

8 糖尿病勃起功能障碍

消渴病久积损，兼恣情纵欲、劳伤心脾、情志不遂、嗜好烟酒肥甘等，导致湿瘀内阻、气血不畅、气血生化不足、肾虚精亏、宗筋失养、作强不能、阳事不举。病因分虚实，包括肾虚、脾虚、肝郁、血瘀等多种因素。实证者，肝郁宜疏通，湿热应清利，血瘀宜活血；虚证者，肾虚宜温补，结合养精；心脾血虚当调养气血，佐以温补开郁；虚实夹杂者需标本兼顾。临床上糖尿病勃起功能障碍常见三种中医证候分型：肝气郁结证、气滞血瘀证和阴阳两虚证。

8.1 辨病论治

典型的糖尿病勃起功能障碍，包括糖尿病和勃起功能障碍两组症状。糖尿病症状可有口渴多饮、多食而瘦、尿多而甜为主的症状；也可表现为非典型症状，如乏力、懒动、易疲劳、皮肤瘙痒或外阴瘙痒、皮肤化脓性感染、视物模糊等。勃起功能障碍以阳事痿而不举，或临房举而不坚，或坚而不久，不能进行满意的性生活为特征。

8.2 辨证论治

8.2.1 肝气郁结证

症见阳事不起，或起而不坚，情志抑郁，喜叹息，或烦躁易怒，胸胁或少腹胀满，舌质红，苔薄白，脉弦。治法为疏肝解郁，行气振痿功效。例如：疏肝益阳胶囊等。

8.2.2 气滞血瘀证

症见阳痿不举，龟头青暗，或见腰、小腹、会阴部位的刺痛或不适，舌质紫暗或有瘀斑瘀点，脉弦涩。治法为行气活血，化瘀起痿。例如：通心络胶囊等。

8.2.3 阴阳两虚证

症见阳事不举，遗精早泄，眩晕耳鸣，神疲，畏寒肢冷，五心烦热，心悸腰酸，舌瘦质红，少津，脉沉细数。治法为阴阳双补，通络振痿。例如：七味消渴胶囊、百令胶囊、复方玄驹胶囊以及健阳胶囊等。

8.3 注意事项

8.3.1 积极控制血糖与糖尿病勃起功能障碍的治疗密切相关。

8.3.2 使用中成药的同时注意配合心理治疗。

9 糖尿病合并脂质代谢紊乱

治疗糖尿病合并脂质代谢紊乱的中成药以祛痰化瘀为主,同时兼有补益脾肾的作用,其靶药为红曲。本病的基本治则为:①注重辨证论治;②需合并降糖药物同时使用。临床糖尿病合并脂代谢紊乱,一般无典型的"三多一少"症状,主要以形胖懒动、倦怠乏力、口渴不多饮、纳食多、胸闷脘痞、或有头晕、头痛、舌体胖、舌质暗或暗淡、苔白、脉濡细或滑为主要辨证要点。

9.1 辨病论治

糖尿病合并脂代谢紊乱,一般无典型的"三多一少"症状,患者往往表现为形胖懒动、倦怠乏力、口渴不多饮、纳食多、胸闷脘痞、或有头晕、头痛、舌体胖、舌质暗或暗淡、苔白、脉濡细或滑。合并高血压可见腰酸腿软、倦怠乏力、头晕耳鸣等症状;合并冠心病可出现胸闷憋气、心悸、动则气喘等症状。

9.2 辨证论治

痰瘀互结证

适用于糖尿病合并脂质代谢紊乱患者证属痰瘀互结证,治法为祛痰化瘀。症见局部肿块刺痛,胸脘腹胀,头身困重,或四肢倦怠,舌质暗、有瘀斑,脉弦或沉涩。例如:荷丹片、血脂康胶囊。

9.3 注意事项

9.3.1 用药期间应定期检查血脂、血清氨基转移酶和肌酸磷酸激酶。有肝病史者服用本品尤其要注意肝功能的监测。

9.3.2 在本品治疗过程中,如发生血清氨基转移酶增高达正常高限3倍,或血清肌酸磷酸激酶显著增高时,应停用本品。

9.3.3 不推荐孕妇及乳母使用。

9.3.4 儿童用药的安全性和有效性尚未确定。

10 糖尿病合并心脏病

糖尿病合并心脏病首先要辨别虚实,分清标本。本病以气血阴阳两虚为本,气滞、痰浊、血瘀、寒凝为标,病机表现为本虚标实,虚实夹杂,发作期以标实为主,缓解期以本虚为主的特点,其治则应补其不足,泻其有余。虚证当以益气养阴为主,根据兼瘀、痰、寒、水的不同,分别采用活血通络,健脾祛痰,宣痹通阳,祛寒通络,温阳利水等标本同治的原则。病到后期,虚中有实,病情复杂,则宜标本兼顾,攻补兼施;一旦发生脱证之先兆,如疼痛剧烈,四肢厥冷或脉微欲绝等,必须尽早投用益气固脱之品,并予积极抢救。临床上糖尿病合并心脏病常见四种中医证候分型:气阴两虚证、心脉瘀阻证、阴阳两虚证和水气凌心证。

10.1 辨病论治

常见心悸,胸闷,胸痛,气短,乏力。

10.2 辨证论治

10.2.1 气阴两虚证

症见胸闷隐痛,时作时止,心悸气短,神疲乏力,气短懒言,自汗,盗汗,口干欲饮,舌偏红或舌淡暗,少苔,脉虚数或细弱无力或结代。治法为益气养阴,活血通络。例如：参松养心胶囊等。

10.2.2　心脉瘀阻证

症见心痛如刺，痛引肩背、内臂，胸闷心悸，舌质紫暗，脉细涩或结代。治法为活血化瘀，通络止痛。例如：复方丹参滴丸、通心络胶囊、麝香保心丸、地奥心血康胶囊等。

10.2.3　阴阳两虚证

症见眩晕耳鸣，心悸气短，大汗出，畏寒肢冷，甚则晕厥，舌淡，苔薄白或如常，脉弱或结代。治法为滋阴补阳，化瘀通脉。例如：养心氏片等。

10.2.4　水气凌心证

症见气喘，咳嗽吐稀白痰，夜睡憋醒，或夜寐不能平卧，心悸，动辄加剧，畏寒，肢冷，腰酸，尿少，面色苍白或见青紫，全身水肿，舌淡胖，苔白滑，脉沉细或结代。治法为温阳利水。例如：芪苈强心胶囊等。

中成药名称索引